Luisteren naar mensen met een verstoorde werkelijkheidsbeleving

Okko Brunklaus

Transferpunt Vaardigheidsonderwijs
Skillslab-serie voor verpleegkundige en verzorgende vaardigheden

Bohn Stafleu Van Loghum
Houten/Diegem 1996

Colofon

ISBN: 90-5475-034-0
NUR 897

Medewerkers Transferpunt
Kees van Meer, Hogeschool van Arnhem en Nijmegen, projectleider
Annita Strijbos, Lerarenopleiding Verpleegkunde, Hogeschool van Arnhem en Nijmegen
Pie Bartholomeus, Skillslab, Universiteit Maastricht
Louk Hollands, Universitair docent, faculteit Verplegingswetenschap, Universiteit Maastricht

Vormgeving:
Grafisch Ontwerp Bureau Hetty Creemers, Maastricht

Drukwerk:
Unigraphic, Maastricht

Bohn Stafleu van Loghum
Het Spoor 2
Postbus 246
3990 GA Houten

www.bsl.nl

Distributeur in België:
Standaard Uitgeverij
Mechelsesteenweg 203
2018 Antwerpen

SUI@standaarduitgeverij.be

Voorwoord

Dit boekje heeft als doel verpleegkundigen te helpen bij het omgaan met mensen die in de war zijn. Het gaat daarbij om mensen in een psychotische toestand en om ouderen die verward of dement zijn. Bij veel studenten en beginnende beroepsbeoefenaren roept de confrontatie met wanen en hallucinaties de vraag op hoever je kunt meegaan en waartoe dat moet leiden. Ook in het omgaan met verwarde en dementerende ouderen komen deze vragen steeds weer naar voren. Om deze patiënten te helpen meer greep op zichzelf en hun situatie te krijgen, is beheersing van de elementaire gespreksvaardigheden meestal niet voldoende. Begrip en invoelend vermogen zijn belangrijk, maar er wordt meer gevraagd: deze kwaliteiten moeten in dienst worden gesteld van de zelfcontrole van de patiënt. De hier gegeven stof – uitleg, voorbeelden en oefeningen – biedt de mogelijkheid daar in de dagelijkse zorg aan te werken. Zowel hbo- als mbo- studenten verpleegkunde en verzorging kunnen in het vaardigheidsonderwijs, in agogiekprogramma's, in stages en het werk op deze leidraad terugvallen. Ook voor sociaal-psychiatrische verpleegkundigen geeft zij nieuwe aanknopingspunten.

Ik hoop dat het boekje zal bijdragen tot meer inzicht en vaardigheid in de omgang met mensen met een verstoorde werkelijkheidsbeleving.

Voorjaar 1996 Okko Brunklaus,
docent Klinische Psychologie en Agogische vaardigheden aan de Hogeschool West-Brabant, Sector gezondheidszorg, afdeling Verpleegkunde-Onderwijs

Inhoud

Inleiding

Dit boekje gaat over vaardigheden die je nodig hebt in het contact met mensen die lijden aan stoornissen in het psychisch functioneren. Het gaat om verstoringen in het *cognitief* functioneren, met andere woorden: stoornissen in de informatieverwerking. Deze stoornissen ontregelen het psychisch evenwicht vaak zo zeer dat een 'normale' communicatie heel moeilijk tot stand te brengen is. Een psychotische patiënt of iemand die acuut verward is, heeft de controle over zijn bestaan vaak grotendeels verloren. Hij mist een groot gedeelte van zijn vermogen alledaagse levenssituaties te hanteren en greep te houden op zijn gedachten, gevoelens en waarnemingen. De communicatie met zijn omgeving en met zichzelf is ernstig verstoord. De zorg voor deze mensen vraagt dan ook veel tact en inlevingsvermogen. Elke dag opnieuw kun je voor de opgave komen te staan om een patiënt te helpen, ondanks zijn verwarde beleving, meer greep op zijn situatie te krijgen.

Behalve aan het omgaan met psychotische symptomen zullen we uitvoerig aandacht besteden aan de communicatie met verwarde en dementerende ouderen. We hebben deze probleemgebieden in één boekje ondergebracht omdat de basis van het contact veel overeenkomsten heeft.

In het eerste deel besteden we aandacht aan de kenmerken van de beleving van mensen met psychotische symptomen. We veronderstellen daarbij dat je al voldoende weet van de psychopathologie van deze stoornissen en ziektebeelden. Uitvoerig wordt ingegaan op het omgaan met symptomen. Je krijgt richtlijnen voor je eigen handelen in de praktijk.

In het tweede deel gaat het om het contact met gedesoriënteerde ouderen. We besteden aandacht aan het dementeringsproces en aan verschijnselen van acute verwardheid. Ook hier is de belangrijkste vraag hoe je het contact zo vorm kunt geven dat iemand meer veiligheid en controle gaat ervaren over zijn situatie.

In de tekst zijn oefeningen opgenomen. Je kunt de ze gebruiken in vaardigheidslessen of cursussen, maar je kunt ze ook in je werk of stages benutten. Het boekje wil je geen pasklaar recept geven voor de omgang met psychotische of gedesoriënteerde mensen. Je moet het zien als een eerste aanzet voor een steunend contact met mensen die de greep op de vertrouwde werkelijkheid hebben verloren.

deel 1

Luisteren naar mensen in een psychose

We besteden eerst aandacht aan de aard en de oorzaken van psychotisch gedrag. In de daaropvolgende hoofdstukken bespreken we wat je kunt doen om iemand te helpen meer greep op zichzelf te krijgen.

1 Een psychose, wat het is en hoe het beleefd wordt

Johan, een jongen van tweeëntwintig jaar, heeft zijn opleiding tot leraar biologie al bijna voltooid. In het laatste jaar werkt hij maandenlang, bij voorkeur 's nachts, aan zijn scriptie. Nadat hij enkele weken niet meer in de lessen is gezien en bijna onvindbaar lijkt, vertelt een medestudent dat hij in de vroege ochtend door de politie van de snelweg is gehaald. Hij heeft daar met ontbloot bovenlichaam in de winterkou zeker een hele nacht over de vluchtstrook gelopen. Johan zegt op bedevaart te zijn gegaan omdat hij vergeving zoekt voor iets waar hij beslist niet met anderen over mag spreken. In verwarde toestand wordt hij in een psychiatrisch ziekenhuis opgenomen.

Het kost hem twee jaar om, zoals hij dat zelf zegt, 'weer wat gewoon te kunnen leven'. Hij vertelt dat zijn opleiding veel te zwaar voor hem was en dat hij altijd heeft gevoeld nooit te zullen slagen. Nu leeft hij op zichzelf op een zolder in de binnenstad en is hij op zoek naar een eenvoudig baantje voor een paar uur in de week.

1.1 Kenmerken van een psychose

In een psychotische toestand is de samenhang in de psychische functies volledig verstoord. Het denken, het voelen, het waarnemen en de wilsfunctie vertonen gebreken omdat ze niet meer op een 'normale' manier met elkaar samenwerken.

Ik ben veel te wakker. Alles prikt op me in zonder dat ik er iets tussen kan plaatsen. Bij vlagen zou ik al mijn zintuigen willen afsluiten. Nu ook. Ik weet dat mijn huid flinterdun is en dat ik op moet passen al te lang in zo'n toestand te blijven, want dan gaat het weer mis.

Zitten, iets tegen mezelf zeggen en ontspannen. Niets horen van buiten en niemand in huis die iets van me wil. Soms helpt dat een beetje.

Psychotische mensen worden overspoeld door allerlei indrukken en voelen zich daar weerloos tegenoverstaan. Het lijkt erop dat ze niet bij machte zijn indrukken te selecteren en zich te concentreren op de 'gewone' kanten van wat er in het alledaagse leven op hen afkomt. Tijdens een psychose raakt de innerlijke organisatie van de psyche – de samenwerking tussen wat je ziet en hoort, denkt en voelt – op een alarmerende manier in de war.

Als het weer misgaat voelt het alsof er iets fysieks in mijn brein verandert. Iets achter mijn ogen raakt los en ik zie flitsen en veranderingen in de helderheid waarmee ik de dingen zie. De veilige cocon waar mijn geest in verpakt lijkt te zijn als alles 'gewoon' is, scheurt open en door de gaten heen komt er van alles binnen wat ik niet meer buiten kan sluiten en ook niet ordenen kan. Ik kan dan nauwelijks onderscheid maken tussen wat belangrijk en wat onbelangrijk is. Gebeurtenissen die niets met elkaar te maken hebben, worden op een ingewikkelde manier met elkaar in verband gebracht. Dan loop ik de kans dat mijn fantasie er iets in gaat zien en er betekenis aan gaat geven. En dan is het einde zoek...

Patiënten proberen in zo'n toestand toch te begrijpen wat er in henzelf en om hen heen gebeurt, maar raken dan onvermijdelijk het spoor bijster. De 'fantasie' gaat met hen op de loop. Ze trekken allerlei bizarre conclusies omdat ze niet meer bij machte zijn de stortvloed aan indrukken in hun geest binnen de gebruikelijke denkpatronen te houden. De patiënt gaat in de ogen van anderen wonderlijke conclusies trekken uit heel gewone alledaagse situaties. Hij voelt zich terecht bedreigd omdat alles om hem heen een andere betekenis lijkt te krijgen waar hij zelf geen invloed meer op heeft. Hij moet alle zeilen bijzetten om te blijven volgen wat er met hem gebeurt. Hij kan zich maar met grote moeite concentreren. Elke nieuwe indruk probeert hij te begrijpen, maar het lukt niet er iets vertrouwds of alledaags in te vinden. Hij springt van de hak op de tak en maakt een zeer onrustige indruk.

De logica waarmee iemand in een psychotische toestand probeert te begrijpen hoe de wereld waarin hij leeft in elkaar zit, lijkt op die van jonge kinderen. Het is een vorm van *magisch denken*. Er worden verbanden gelegd en conclusies getrokken die je wonderlijk en paranormaal kunt noemen. Dat is voor iemand weliswaar heel bedreigend, maar anderzijds kan hem over het menselijk bestaan ook iets geopenbaard worden wat hij nooit voor mogelijk had gehouden. Op de aard van dit magisch denken en de manier waarop dit de beleving van iemand in een psychose beïnvloedt, gaan we in hoofdstuk 3 in. Hier staan we eerst wat langer stil bij de symptomen die kenmerkend zijn voor een psychotische toestand.

Welke symptomen zijn kenmerkend voor een psychose?

• Er zijn *stoornissen in het denken*. Er is een opmerkelijk gebrek aan samenhang. De patiënt denkt volgens een heel eigen logica. Soms is de gedachtenstroom versneld en en valt de patiënt ten prooi aan een wervelstorm van vrije associaties die hij niet meer in de hand heeft. Het komt ook voor dat het denken zelfs helemaal tot stilstand komt. Ook het taalgebruik is onsamenhangend en associatief. Het ene woord wordt zonder enige lijn of logica aan het andere geregen. Een patiënt construeert geheel eigen begrippen, woorden en betekenissen. Het kan ook zijn dat hij vrij associeert op klank en ritme van bepaalde geluiden of op een woord of uitdrukking, die dan een heel bizarre betekenis kan krijgen.

• Vaak is de patiënt ervan overtuigd dat zijn gedachten worden gestolen of 'getransplanteerd'. Altijd is er sprake van *wanen*: opvattingen over de werkelijkheid, over zichzelf en over de aard en de bedoelingen van anderen die een buitenstaander niet 'normaal' meer vindt. Deze opvattingen laat hij zich niet uit zijn hoofd praten, integendeel: alles wijst juist in de richting van een 'complot'. De patiënt voelt zich bedreigd of door hogere machten uitverkoren. Hij denkt over bijzondere gaven te beschikken of voelt zich achtervolgd en belaagd, denkt dat hij vergiftigd wordt, enz.

• Deze wanen worden sterk gevoed en gekleurd door de dingen die de patiënt waarneemt. Vaak hoort hij stemmen die hem opdrachten geven, bedreigen, dwingen, belachelijk maken, uitschelden en vernederen. Deze *gehoorshallucinaties* worden beleefd als afkomstig van echt bestaande mensen, geesten of wezens. Het kan ook gaan om personen die hun aanwezigheid op een andere manier kenbaar maken, bijvoorbeeld langs paranormale weg of door middel van afstandsbesturing, radar en allerlei andere vormen van beïnvloeding op afstand: denk aan 'instralen' van het aura, röntgen- of laserstralen, Internetverbindingen en invloeden vanuit radio- en tv-zenders.

Niet alle stemmen zijn de patiënt slecht gezind. Er zijn ook wezens of mensen die hem een grotere, vaak mystieke wijsheid willen openbaren. Hij kan geroepen zijn om een grote zending te volbrengen, mensen te bekeren, de weg te wijzen naar grotere innerlijke rijkdom of fantastische inzichten. Degenen die hem hier de weg in wijzen kunnen net zo overtuigend zijn als de kwelgeesten uit de lagere onderwereld. Op hun beurt voeden deze waarnemingen de wanen. De patiënt ziet voortdurend bevestigd wat hij in zijn wonderlijke overtuigingen al aan het vermoeden is.

• In mindere mate zijn er ook *visuele hallucinaties*. De ruimtelijke verhoudingen en de dimensies kunnen veranderen, personen en voorwerpen kunnen door het waarnemen van een onaardse of helse belichting onwerkelijk en beangstigend worden. Het kan gaan om lichtflitsen of stralen, eigenaardige schaduwen, indrukwekkende taferelen van verschijningen, macabere vertekeningen van het eigen lichaam of het uiterlijk van de mensen in zijn omgeving (bijvoorbeeld alleen maar botten, spieren en bloed, of verminkingen). Vaak ziet de patiënt voorwerpen en mensen die een buitenstaander niet kan waarnemen, mensen die hij kent of volstrekt vreemden.

• *Gevoelshallucinaties* geven de patiënt de beleving dat zijn hersenen geamputeerd zijn, dat er aan zijn haren wordt getrokken, dat zijn huid verbrand is of dat hij van zijn organen is beroofd.

• Het gevoelsleven van iemand in een psychose wordt sterk gekleurd door *angst, prikkelbaarheid* of *woede*, maar er kunnen ook *extatische geluksgevoelens* bestaan. Vaak lachen of huilen patiënten in zichzelf zonder aanwijsbare reden.
• Er zijn ook *stoornissen in de aandacht*. Deze dwaalt gemakkelijk af. Het is moeilijk voor de patiënt om meerdere communicatiekanalen tegelijk te volgen. Zo kan hij geheel in beslag genomen worden door de non-verbale boodschappen van iemand die spreekt en de boodschap zelf totaal negeren.
• Ook kunnen zich *bewegingsstoornissen* voordoen: bewegingloosheid, verstarring van de lichaamshouding en gelaatsuitdrukking, bizarre houdingen, zinloos herhaalde bewegingen of twijfelen tussen het al of niet uitvoeren van een bepaalde handeling.

Door de gestoorde werkelijkheidsbeleving kan de patiënt in een psychotische episode de signalen van 'goedbedoelde' hulp of zorg van anderen niet op hun juiste waarde schatten. De meeste patiënten hebben geen inzicht in de aard van hun toestand. Daardoor blijven zij vaak lange tijd verstoken van hulp en zorg en belanden zij in een negatieve cirkel van isolement en ernstiger wordende symptomen. Niet zelden zal een opname tegen hun wil onvermijdelijk zijn. Een behandeling die echt gebaseerd is op de hulpvragen en zorgbehoeften van de patiënt, is dan wel een moeilijke opgave geworden. In de hoofdstukken over de communicatie met mensen met psychotische belevingen zullen we dan ook veel aandacht besteden aan het zoeken naar aansluiting bij de belevingswereld en het bevorderen van veiligheid en zelfcontrole.

1.2 Waardoor ontstaat een psychose?

In het verleden is veel onderzoek gedaan naar de oorzaken van psychotische verschijnselen. Het is heel lang taboe geweest om te denken dat het zou gaan om een ziekte waarin biologische en erfelijke factoren een belangrijke rol spelen. In de jaren zeventig probeerde men een psychotische toestand nog te verklaren vanuit ernstig verstoorde gezinsrelaties. Men ging ervan uit dat al heel vroeg in de ontwikkeling iets in de persoonlijkheid scheefgegroeid zou zijn; met name de relatie tussen moeder en kind zou daar een grote rol in spelen. Op het ogenblik denkt men daar heel anders over. Opvoeding en levenservaringen blijken namelijk niet te kunnen verklaren waarom de ene mens wel en de andere geen psychotische episode in zijn leven zal meemaken. Men gaat er nu van uit dat er een zekere kwetsbaarheid bestaat, maar het is nog niet duidelijk waar die kwetsbaarheid in gelegen is.

In de cognitieve psychologie heeft men aanwijzingen gevonden dat er bij mensen die psychotisch reageren, iets ontregeld is in de verwerking van informatie. Psychotische symptomen als wanen en hallucinaties zouden dan op gang worden gebracht door het niet goed functioneren van het filtersysteem in onze hersenen dat selecteert wat we allemaal kunnen waarnemen. Een overmatige hoeveelheid ongeordende prikkels zou het zenuwstelsel kunnen overbelasten en iemand overspoelen met informatie die hij niet kan verwerken. Deze zienswijze geeft vele nieuwe aanknopingspunten om het gedrag bij een psychose beter te kunnen begrijpen. Toch is nog lang niet alles verklaard.

In de gezondheidspsychologie heeft men op een ander niveau naar een verklaring gezocht. Daar is het begrip 'kwetsbaarheid' in verband gebracht met stress en de manier waarop mensen met stress omgaan. Om beter te kunnen begrijpen welke factoren een psychotische toestand kunnen uitlokken of beïnvloeden, maakt men in de geestelijke gezondheidszorg vaak gebruik van dit theoretisch model.

1.3 Stress, kwetsbaarheid en coping

Stress, kwetsbaarheid en coping zijn begrippen die afkomstig zijn uit de gezondheidspsychologie. Deze begrippen komen uit een model dat probeert te verklaren hoe mensen in moeilijke omstandigheden het hoofd boven water weten te houden.

Stress

Met stress wordt de spanning bedoeld die iemand ervaart als er in zijn leven meer van hem gevraagd wordt dan hij denkt aan te kunnen. Hoe stressvol een bepaalde situatie voor iemand kan zijn is moeilijk objectief te meten. Dit hangt voor een groot deel af van de manier waarop hij naar die situatie kijkt. Ook het vertrouwen in zichzelf om iets aan zijn moeilijkheden te kunnen doen speelt een rol. Daarnaast is de ene mens beter toegerust om moeilijkheden te kunnen aanpakken dan de andere.

Sommige situaties zijn voor iedereen zeer belastend en moeilijk, bijvoorbeeld het verlies van een geliefde of het slachtoffer worden van geweld. Ook op deze gebeurtenissen echter zullen mensen uiteenlopend reageren. Opvoedingservaringen, persoonlijkheid, levensloop, levensinstelling en eerdere ervaringen met verlies spelen daarbij allemaal mee. Onderzoek naar het verband tussen stressbronnen en het ontstaan van psychische stoornissen levert dan ook geen eenduidige resultaten op. Zo is de relatie tussen het doormaken van ingrijpende levensgebeurtenissen en het ontstaan van een psychose slechts zwak. In crisissituaties heeft de vraag om hulp meestal geen direct verband met ingrijpende levensgebeurtenissen. Het gaat eerder om situaties waar langdurige moeilijkheden of bezwarende omstandigheden de draagkracht te boven zijn gegaan: conflicten op het werk, spanningen in de relatie met een partner of de opvoeding van een kind, huisvestingsproblemen, geluidsoverlast, werkloosheid, eenzaamheid of financiële problemen. De aanhoudende druk die deze situaties kunnen oproepen blijkt meer invloed te hebben op het ontstaan van psychiatrische problemen dan een incidentele ingrijpende levensgebeurtenis.

Uit een onderzoek onder kinderen is gebleken dat het totale belastende effect van een aantal gelijktijdig aanwezige moeilijkheden de kans op stoornissen sterk vergroot. Dit totale effect bleek vele malen groter dan de optelsom van de moeilijkheden afzonderlijk zou doen vermoeden. Ook zijn meerdere verlieservaringen achter elkaar zeer belastend, omdat een poging om het eerste verlies te verwerken nog niet voltooid is als het nieuwe verlies zich aandient. Je kunt hier bijvoorbeeld denken aan een echtscheiding die wordt gevolgd door een verhuizing, ontzetting uit de ouderlijke macht, een veroordeling die wordt gevolgd door ontslag, of het kort na elkaar verliezen van een partner en een bloedverwant of een vriend. Het niet kunnen hanteren van die ene situatie is een slechte basis om volgende situaties het hoofd te kunnen bieden. Herhaalde verlieservaringen kunnen dan ook een innerlijke houding van hulpeloosheid teweegbrengen. Deze factoren maken sommige mensen vatbaarder voor de negatieve gevolgen die belastende levenservaringen kunnen hebben.

Kwetsbaarheid

Met het begrip kwetsbaarheid probeert men aan te geven dat iemand een groter risico loopt dan een ander om een ziekte te krijgen of een psychose te ontwikkelen. Bij mensen die aan schizofrenie lijden wordt aangenomen dat er sprake is van kwetsbaarheid. Je zou kunnen zeggen dat ze voor deze aandoening een 'zwakke plek' hebben. Je kunt dan denken aan een lichamelijke predispositie voor een psychotische stoornis die bijvoorbeeld te maken kan hebben met biochemische ontregelingen. Ook bij andere ziekten wordt deze relatie verondersteld. Toch geven veel onderzoeken op dit gebied geen gelijkluidende resultaten. Er zijn zoveel factoren in het spel dat het verband tussen stress en bepaalde ziekteverschijnselen moeilijk te bewijzen is. Zo zullen mensen die als kind verwaarloosd, mishandeld en afgewezen zijn, minder goed in staat zijn om een al aanwezige kwetsbaarheid te kunnen hanteren.

Coping

Het begrip coping is afkomstig van het Engelse *to cope*: jezelf redden of verweren. Mensen die in moeilijke situaties komen, zullen proberen daar iets aan te doen. Zij zoeken een strategie om de moeilijkheden het hoofd te bieden: ze pakken de problemen actief aan, zoeken steun bij anderen, proberen hun emoties in de hand te houden, gaan op zoek naar informatie of vermijden of negeren de moeilijkheden.

Twee aspecten van coping blijken erg belangrijk te zijn. In de eerste plaats het vinden van begrip en steun bij anderen. Men noemt dit wel *sociale steun*. Een tweede belangrijke factor is het vertrouwen in eigen mogelijkheden om greep te krijgen op wat er gebeurt. Men noemt dit wel *persoonlijke controle*. Vele psychiatrische patiënten hebben moeilijkheden op deze beide gebieden. Er wordt wel aangenomen dat mensen die een psychose ontwikkelen – met name schizofrenie –, minder goed in staat zijn moeilijkheden te hanteren. Zij zijn minder vaardig in het aangaan en onderhouden van intieme relaties en het praktisch overdenken en aanpakken van problemen. Zij ervaren alledaagse ongemakken, verlies en tegenslag eerder als bedreigend. Ook het vertrouwen dat ze moeilijkheden wel het hoofd kunnen bieden, is vaak wankel.

1.4 Steun vinden bij anderen

De steun van anderen heeft een grote invloed op het welzijn in een moeilijke levenssituatie. Het gaat dan om begrip, respect en ruimte om je moeilijkheden te bespreken, om praktische steun en om advies en informatie. Mensen die een psychose ontwikkelen blijken het vaak al lange tijd moeilijk te hebben met het leggen van relaties en het vinden van steun in hun omgeving.

Innerlijk isolement

Het vermogen om intieme relaties aan te gaan en te onderhouden is een belangrijk persoonlijkheidsaspect dat meespeelt in het vermogen te profiteren van begrip, warmte en hulp van anderen. Mensen die wel een intieme band met anderen willen, maar niet in staat zijn die tot stand te brengen, lopen een groot risico depressief te worden.

Iemand die eenzaam is kan toch in de gelegenheid zijn om, als de nood aan de man komt, steun te vinden bij anderen. Maar er is ook een innerlijke, emotionele eenzaamheid en deze maakt het voor sommigen moeilijk om contacten te leggen en een langdurige relatie aan te gaan. Zo kan het gebeuren dat mensen die een gezin, familie, vrienden en collega's om zich heen hebben, zich desondanks innerlijk onbegrepen en alleen voelen. Het gaat dan vaak om personen met een angstig-vermijdend of gereserveerd gedrag, mensen met weinig zelfvertrouwen en mensen die hoge eisen stellen aan een relatie. Daarnaast worden veel mensen afgestoten door de ontregeling die eigen is aan een psychose en aanleiding tot veel conflicten.

Conflicten

Bij het uitbreken van een psychose komt iemand vaak in grote conflicten met zijn omgeving. Daardoor verliest hij in korte tijd veel steun. Door onbegrip en onwetendheid van de omgeving komt een patiënt vaak snel in een groot isolement waar hij vaak op eigen kracht niet meer uit kan komen. Zijn sociale netwerk valt uiteen. Dit *social breakdown syndrome* begint meestal in de werksfeer, op school, in oppervlakkige relaties en wat later ook binnen intiemere en meer persoonlijke relaties. Zo raakt iemand in conflict met collega's, werkgever, bekenden, vrienden, partner, ouders enz., tot hij totaal alleen komt te staan. Het is meestal erg moeilijk om na de psychotische episode deze contacten weer op te bouwen.

Gezin en familie vormen vaak de enige strohalm voor psychotische mensen, maar veelal zijn ook deze relaties blijvend verstoord. Vaak blijkt het ziektegedrag in de ogen van de patiënt het enige middel om de aandacht van anderen op zich te vestigen en mensen aan zich te binden. Dit alles maakt de omgang met deze mensen niet aantrekkelijk en zo wordt hen de steun die zij juist zo nodig hebben, onthouden. Velen voelen zich voor altijd patiënt.

Het stigma van de patiënt

Een opname in een psychiatrisch ziekenhuis kan het zelfbeeld veel schade toebrengen. Door de confrontatie met ernstig gestoorde of zieke medepatiënten wordt zo'n patiënt een spiegel voorgehouden van zijn eigen toestand. Ook de beladenheid van het feit dat hij ooit in een psychiatrische inrichting opgenomen is geweest, kan een stigma worden dat zijn gevoel van eigenwaarde voor de rest van zijn leven kan beïnvloeden. Een psychische stoornis is maatschappelijk immers een groot taboe en je loopt grote kans voorgoed uigestoten te worden.

Overbezorgdheid en kritiek

Overbezorgdheid en kritiek hebben een sterk ondermijnende uitwerking op mensen die psychotisch ontregeld kunnen raken. Vanuit de theorie van de *expressed emotions* is onderzoek gedaan naar de samenhang tussen het ontstaan van psychotische episoden en een te sterke emotionele betrokkenheid op het doen en laten van een patiënt. In gezinnen met veel kritiek en overbezorgdheid blijken patiënten aanzienlijk sneller ontregeld te raken. Juist degenen die zich het meest om de patiënt bekommeren kunnen door onwetendheid en goedbedoelde bezorgdheid een enorme onmacht gaan voelen. Veel gezinsleden vragen zich af wat ze nu eigenlijk moeten doen of laten om de patiënt te helpen.

Informatie en advies

Daarom wordt tegenwoordig veel aandacht besteed aan het ondersteunen van familieleden en partners van mensen met psychische stoornissen. Het is heel belangrijk om deze mensen niet alleen emotioneel te steunen, maar ze ook inzicht te geven in de aard van de aandoeningen en de manier waarop ze daar het beste mee kunnen omgaan. Juist het niet of verkeerd begrijpen van het lastige en moeilijk te hanteren gedrag van een vader, moeder, kind of partner is een bron van conflicten en eenzaamheid.

Om de patiënt zelf te helpen meer greep te krijgen op wat hem overkomt, wordt ook meer aandacht besteed aan informatie over de aard, oorsprong en gevolgen van de stoornissen. Advies over het gebruik van medicijnen en uitleg met betrekking tot hoofd- en bijwerkingen zijn daarbij erg belangrijk. Zonder psychofarmaca zal iemand de psychose immers niet onder controle kunnen krijgen. Ook de aard en de oorzaak van de symptomen moeten verklaard worden. Als iemand de verschijnselen kan beschouwen als het gevolg van een ziekte waar niemand schuld aan heeft en waar je voor behandeld kunt worden, blijkt de stress ten gevolge van de symptomen te verminderen.

1.5 Persoonlijke controle: een strategie om te overleven

Moeder en zoon

Jan (zijn moeder noemt hem Johnny) woont in een klein kraakpandje aan de rand van de binnenstad. Hij is daar gaan wonen na de laatste opnameperiode, nu een half jaar geleden. Hij wilde niet meer thuis wonen. Hij is nu 23.

Zijn moeder vond het heel moeilijk om hem 'weer thuis te krijgen' na de stormachtige weken van voor de opname.

Jan bepaalde toen het hele leven in huis, bracht vrienden mee, bleef de hele nacht op, stommelde de trappen op en af, haalde alle kasten overhoop en was, als hij zich niet opsloot op zijn kamer, voortdurend met zijn moeder in conflict. Ze vertelt: 'Onze Johnny was helemaal de kluts kwijt. Wat ik ook deed, het liep op niets uit. Praten hielp niet. Ik mocht gewoon niet bezorgd zijn, terwijl het zienderogen slechter met hem ging. Hij vluchtte toen af en toe al naar dat huisje. Daar sliep hij dan een nacht of zo en dan kwam hij weer opdagen. Ik heb wat angsten doorstaan, maar ik kan hem gewoon niet aan. Hij gaat gewoon zijn eigen weg. Nu breng ik hem iedere dag iets warms, want ik weet zeker dat hij anders een week helemaal niets eet. Ik blijf er wel bij staan hoor, zodat ik zeker weet dat hij het opeet en niet tot de volgende dag laat staan, zodat de schimmel erop staat.

Hij is het enige wat ik nog heb om voor te zorgen. Het is een goeie jongen, maar anders, hè! Hij heeft nou gelukkig van die depotmedicijnen, daar is hij wel rustiger van geworden. Maar wat moet er van hem worden als ik er niet meer ben?

Patiënt en familie zoeken vaak radeloos naar manieren om te kunnen overleven. Voor veel ouders is het leven met een schizofrene zoon of dochter slopend. Vaak zijn de patiënten wars van elke bemoeienis en goedbedoelde bezorgdheid, maar zonder die zorg kunnen ze niet overleven. De patiënt heeft weinig of geen inzicht in zijn ziekte en beschouwt zijn toestand ook niet als ziekelijk. Het vermogen om problemen te overdenken en praktisch op te lossen is vaak gering. De problemen van alledag kunnen deze mensen maar met moeite aan. Veel jonge patiënten willen niet worden opgenomen of behandeld. Vaak leven ze in een zelfgekozen isolement en raken ze in veel opzichten verwaarloosd.

Het zich afzonderen van 'de gewone wereld', het vervallen in passiviteit en het zich afsluiten voor mensen en prikkels kan worden gezien als een symptoom van de ziekte (negatieve symptomen), maar ook als een poging om onhanteerbare moeilijkheden te ontlopen en zich te beschermen tegen een mogelijke nieuwe psychotische episode. Waarschijnlijk zijn beide zienswijzen evenveel waard. Door de symptomen te zien als een poging om te overleven, kan het gedrag zelf meer betekenis krijgen en kunnen hulpverleners er beter op reageren. Er zijn patiënten die zelf hebben leren onderkennen welke omstandigheden of ervaringen voorboden kunnen zijn van een psychotische episode. Sommige patiënten zeggen dat het lezen van de krant en het kijken naar het journaal al genoeg kan zijn om weer overspoeld te raken door indrukken waar ze geen greep meer op hebben; ook het in beslag genomen worden door werk of relaties wordt in dit verband wel genoemd. Het 'verarmde' bestaan dat een patiënt dan probeert te handhaven, kunnen we daarom ook zien als een overlevingsstrategie.

De *inhoud van verward of psychotisch gedrag* is vaak minder zinloos dan op het eerste gezicht lijkt. In veel wanen en hallucinaties komt naar voren dat de patiënt onmachtig is om te gaan met zijn moeilijkheden. De waan te zijn uitverkoren door hogere machten overschaduwt vaak een diepgeworteld gebrek aan zelfvertrouwen, de achterdocht weerspiegelt veelal het onvermogen tot contact met anderen. Deze wanen en hallucinaties kun je ook beschouwen als zeer individuele creaties die de onmacht in iemands persoonlijke bestaan tot uitdrukking brengen. Verward gedrag is dan ook meer dan een onbegrijpelijk symptoom van een lichamelijke ontregeling. Naast een poging om greep te krijgen op een ontredderd bestaan, brengt het ook tot uitdrukking hoe de patiënt streeft naar een verhouding met de essentiële dingen in zijn leven en een weg zoekt om die te kunnen verwerken. In het volgende hoofdstuk staan we stil bij de wijze waarop dit beleefd wordt

2 De werkelijkheid in een psychose

De ontreddering die tijdens de acute fase van een psychose zo groot kan zijn, komt doorgaans niet zomaar uit de lucht vallen. Uit het verhaal van iemand die zoiets heeft doorgemaakt, blijkt dat hij vóór het uitbreken van de psychose al onder grote druk stond. In het relaas dat nu volgt, kun je zien hoe een patiënt zelf het verband legt tussen spanningen en identiteitsproblemen en de psychotische episode die erop volgde. Ook zie je hoe diep de sporen zijn die een psychose achterlaat en hoe moeilijk het kan zijn een nieuw levensevenwicht te vinden.

Mijn jeugd

Ik ben na de oorlog geboren. Mijn moeder vertelde dat ik een rustig jongetje was dat niet veel huilde en zich goed bezig kon houden. Ik weet me van mijn vroege jeugd niet veel meer te herinneren. Wel dat ik veel alleen was. Mijn ouders hadden een groente winkel en daar waren ze de hele dag druk mee. Ik was dus veel alleen. Ik weet niet of ik daaronder leed. Ik wist niet beter. Ik speelde veel alleen en ik fantaseerde.

Toen de nieuwe winkel werd gebouwd vonden mijn ouders het beter dat ik naar een internaat zou gaan. Daar heb ik het heel moeilijk gehad. Ik had een ontroostbaar heimwee en ben wel drie keer weggelopen. Mijn vader bracht me dan dezelfde dag weer terug. Ik heb scholen altijd verschrikkelijk gevonden. Ik kon maar niet wennen aan al die kinderen en het lawaai en het gedrang. Meestal rende ik direct van school naar huis. Maar op dat internaat kon ik niet vluchten zonder mijn ouders in grote verlegenheid te brengen.

De jongens met wie ik op de kamer sliep, noemden me 'de fantast'. Ik leefde in een eigen wereldje en ik kan me nu wel voorstellen dat ze dat niet begrepen. Voor mij was het een vlucht uit die nare onveilige jongenswereld van dat internaat.

Het begin en het einde

De eerste keer dat ik met mijn vader naar een psychiater ging had ik het idee dat het was omdat ik me niet meer kon concentreren op school. Ik kon uren achter mijn boeken zitten en nam niets in me op. Er is toen al iets geweest wat me heel erg in beslag nam, maar wat ik niet goed onder woorden kan brengen. Ik had het gevoel dat ik voor een heel belangrijke beslissing stond, die zulke grote gevolgen voor me zou hebben dat ik eraan probeerde te ontkomen. Maar dat besef bleef me als een schaduw achtervolgen zodat ik erdoor ingeklemd raakte. Er was iets wat al mijn bewegingen scheen te remmen, hoe hard ik ook probeerde vooruit te komen. Ik besloot toen maar te doen alsof alles heel gewoon was. Ik heb de middelbare school afgemaakt.

Ik had geen enkel idee wat ik verder wilde. Voortdurend werd ik overvallen door enorme twijfels over mezelf. Ik ging veel lezen. Over astrologie en zenboeddhisme en ik verslond de geschriften van Krishnamurti. Ik oefende in yoga en raakte ervan overtuigd dat ik dingen kon waarnemen die voor anderen onzichtbaar waren. Ik moet in die tijd erg eenzaam zijn geweest. Ik had nog een vriend van heel vroeger, die ik weleens probeerde te vertellen waar ik mee bezig was. Als ik een aanloop wilde nemen om te vertellen over wat ik zag en wist, zag ik iets in zijn ogen veranderen en dan voelde ik ook een enorme afstand tot hem. Ik kon zien wat hij dacht en dat hij in een andere wereld leefde die wel een miljoen lichtjaren van mij verwijderd was.

Toen kwam er een moment dat ook mijn ouders mij vreemd werden. Ik raakte ervan overtuigd dat ik in het verkeerde gezin en de verkeerde cultuur geboren was. Zij konden mijn ouders niet zijn, zó ver stonden ze van mij af. Ik kon dat zien aan het doffe licht dat hing om ieder gebaar dat ze maakten en elk woord dat ze uitspraken. Ik heb ze dat op een avond voor de voeten gegooid en toen is er in mezelf iets geknakt.

Ik was woedend en verward en probeerde uit te leggen wat ik bedoelde. De televisie stond, zoals iedere avond, aan en ik verweet hen dat ze zich vergiftigden met die beelden en dat ze me hadden beroofd van mijn ware ik, dat er niets meer van me over was en dat zij dat bewust hadden bewerkstelligd. Toen ik zag wat dit bij mijn moeder aanrichtte, kreeg ik een enorm gevoel van schuld. Ik wist dat ik nu niet meer kon blijven leven, en vluchtte het huis uit. In het donker werd ik achtervolgd door demonen die schreeuwden dat ik moest boeten omdat ik zojuist mijn moeder had vermoord. Ik vroeg hen wat ik moest doen en ze vertelden me dat ik dat wel wist. Ik ben toen op het dak van een flat geklauterd, maar ik durfde niet te springen. Iemand op een balkon onder mij heeft me kunnen overreden om naar beneden te komen.

In een politieauto ben ik naar huis gebracht, en later naar een inrichting. Alles wat ik toen meemaakte of zag had een diepere betekenis. Die man op dat balkon was een helper, een discipel van de goeroe die me de weg wees door wat ik moest doorstaan. Ieder rood stoplicht was een teken dat ik moest boeten en dat het morgenrood zo zou komen om me te verlossen.

De situatie nu

Nadat ik tweeëneenhalf jaar opgenomen ben geweest, leef ik nu een heel sober leven. Ik heb geen krant en kijk ook geen televisie. Ik ga op tijd naar bed en heb weinig contact met andere mensen. Dat maakt me gespannen *en nerveus. Ik heb niet meer zulke intense gevoelens als vroeger. Ik kan niet meer zo blij zijn of liefde voor iets voelen. De kantjes zijn van die belevingen afgesleten.*

Ik zou graag een baantje hebben. Iets eenvoudigs, want als ik me teveel inspan voel ik dat het weer mis kan gaan. Er zijn momenten dat ik mijn psychiater bezoek omdat ik twijfel over het gebruik van mijn medicijnen. Eigenlijk zou ik er liever een tijdje mee willen stoppen, maar hij vindt dat niet verstandig. Ik zal mijn leven er op in moeten richten...

Schizofrenie, de aandoening waar deze man mee worstelt, is een vorm van een psychotische stoornis met een bepaald verloop en vaak levenslange consequenties. We kozen dit levensverhaal niet om juist deze aandoening als voorbeeld te stellen van wat een psychose is, maar omdat de werkelijkheidsbeleving van deze man zo typerend is voor wat een psychose over het algemeen kan oproepen. De belevingen hebben vaak zoveel kracht en werkelijkheidsgehalte dat degene die erin terechtkomt ze in eerste instantie helemaal niet kan (of wil) zien als een teken van een ziekte. De ervaringen die een psychiater wanen en hallucinaties noemt, zijn voor de psychoticus dan ook meer dan echt en enorm overweldigend. De 'gewone wereld' verliest haar vertrouwde begrenzing en opent zich voor ongekende mogelijkheden en bedreigingen.

Je krijgt een kijkje in een wereld die je nooit had durven vermoeden. Plotseling sta je oog in oog met de maker van die wereld en voel je je deelgenoot in de wijsheid die aan de hele schepping ten grondslag ligt. Natuurlijk kun je dat niet ineens bevatten, maar er ontsluit zich iets van een zó diepe en oude bron van wijsheid dat je niet anders kunt dan daarin afdalen. Ik kon tenminste niet anders. Ik was immers uitverkoren. De wezens die me wilden inwijden in deze kennis, spraken een taal die geen enkel normaal denkend mens zou kunnen thuisbrengen. Als ik mijn ogen sloot dartelden deze tekens om me heen. Later las ik een boek van Carl Gustav Jung en begreep ik wat hij bedoelde met het collectief onbewuste.

Het ontstaan van de wereld en het eeuwige leven werd me geopenbaard door ingevingen die ik wanhopig probeerde vast te leggen in tekeningen en schema's. De mensen om me heen begrepen er niets van. Ik zelf uiteindelijk ook niet, want die wijsheid kun je niet vastleggen in de beperkte symbolen die een gewoon mens voorhanden heeft. Ik kon de dingen die ik zag en hoorde, wel doorsturen naar anderen – tenminste, dat was mijn overtuiging. Ik heb in die periode heel wat 'geestverwanten' met die wijsheid ingestraald en ik zag ook dat zij daardoor veranderd waren.

Er waren ook andere krachten: mensen en wezens die het op me gemunt hadden. Ze dreigden met hel en verdoemenis en legden me een hele tijd een spreekverbod op. Enkele van deze kwelgeesten kwam ik tegen in de mensen op mijn werk. Er was een onophoudelijk gezoem van geruchten dat me achtervolgde tot op mijn slaapkamer. Het zat in de verwarmingsbuizen en stopcontacten. Die bedreiging was onbeschrijfelijk beklemmend...

Het is moeilijk om de greep op het 'normale' leven te behouden als je midden in zo'n stroomversnelling bent beland. De ervaringen maken je hulpeloos. Je kunt niet meer voor jezelf zorgen: het huishouden doen, eten, slapen, het gaat nauwelijks meer. De overweldigende ervaring slokt je helemaal op. Andere mensen kunnen je niet volgen en snappen vaak te laat wat er echt aan de hand is. Je stoot mensen van je af of het komt tot ruzies en verbroken relaties. De kans is groot dat je je baan, je gezin, je inkomen en je goede naam verliest. Meestal ziet de patiënt zelf niet in dat hij in grote nood verkeert en het komt niet in hem op dat hij hulp zou moeten vragen. Als hij al om hulp verlegen zit, gaat het meestal om een bondgenoot die hem tegen zijn 'belagers' zou kunnen beschermen. Onbevangen luisteren naar de werkelijkheid waarin iemand dan leeft, is de eerste stap om zo'n bondgenoot te kunnen worden. Het is de basis voor alle verdere hulp die een patiënt geleidelijk zou kunnen gaan accepteren.

In de volgende hoofdstukken gaan we dieper in op het luisteren. In hoofdstuk 3 staan we stil bij het luisteren naar de inhoud van de beleving (de taal van de symptomen), in hoofdstuk 4 bespreken we het betrekkingsniveau van de communicatie.

3 De taal van de symptomen

Inleiding

In de communicatie met iemand die psychotisch is zitten veel voetangels en klemmen. We hebben gezien dat de werkelijkheidsbeleving zo anders is dat je maar met moeite onbevangen kunt luisteren. Veel mensen in de directe omgeving van de patiënt hebben daar vanzelfsprekend ook grote moeite mee gehad. Hun bezorgdheid, kritiek en afkeer van de beangstigende en bizarre belevingen en gedragingen van hun zoon of dochter, partner of ouder hebben vaak tot grote conflicten geleid. 'Doet hij nou gek, of is hij het ook?' 'Doet hij met opzet zo?' 'Probeert hij ons te treiteren?' 'Is hij ziek en is dat onze schuld?' – deze vragen maken het allemaal nog veel moeilijker om begrip en belangstelling op te brengen.

3.1 Magisch denken: een niet-alledaagse logica

Ik merkte dat er in de inrichting mensen achter computers zaten. De manier waarop ze daar achter die schermen bezig waren, wekte bij mij de vaste overtuiging dat het einde van de wereld nabij was en dat er een nieuwe wereld werd geschapen die zuiver en alleen uit helder glas bestond. Een wereld die tegelijkertijd betoverend maar ook koud en onherbergzaam was. Achter ieder gebaar en alle gewone alledaagse dingen was die tweede wereld al aanwezig. Alleen zijzelf wisten het nog niet.

Vaak lijkt het alsof iemand in een psychose in een afschrikwekkende wereld terecht is gekomen. De beelden, de taal en de logica van mensen in een psychose hebben veel overeenkomsten met de gedachtenwereld en de beeldspraak die in sprookjes gebruikt worden. Jonge kinderen zijn heel vertrouwd met dit magisch denken. Tijd en ruimte, oorzaak en gevolg en de identiteit van personages zijn in de wereld van sprookjes heel beweeglijk en veranderbaar: kikkers worden prinsen, bomen maken storm of blijken reuzen en met zevenmijlslaarzen kun je enorme afstanden overbruggen. Ook voor volwassenen is deze wereld nog levend, al wordt hij meestal overschaduwd of verdrongen door rationaliteit en werkelijkheidszin. Als je Tolkiens boek *In de ban van de ring* gelezen hebt, zul je misschien moeten toegeven dat je er haast letterlijk door in de ban bent geraakt. Bij talloze psychotische mensen is dat vaak veel te letterlijk gebeurd. Dit 'sprookjesdenken' heet in vaktermen het *primaire procesdenken*. Het is een vorm van begrijpen die in de vroegste ontwikkeling van de mensheid overheerste. Tijdens een psychotische episode is deze vorm van denken soms meer of minder uitgesproken aanwezig. Het is niet zo dat iemand in een psychose helemaal overgeleverd is aan deze meer grillige, associatieve en beeldende werkelijkheidsbeleving. Er blijft altijd min of meer een appèl mogelijk op de gebruikelijke 'volwassen' wijze van denken. Bij jonge kinderen is dat ook zo. Zij kunnen de wereld van het primaire proces echter naar believen in- of uitstappen. Tijdens een psychose is deze overschakeling vaak moeilijk of zelfs onmogelijk.

Het primaire procesdenken staat minder ver van ons af dan je misschien zou vermoeden. Zo leg je zelf zeker wel eens een bijzonder verband als je bijvoorbeeld onverwacht wordt gebeld door iemand aan wie je kort daarvoor sterk dacht. Het lijkt haast of je het contact zelf hebt opgeroepen. Als je regelmatig dit soort ervaringen hebt, zou je kunnen gaan denken dat je over paranormale gaven beschikt... In het magisch denken worden oorzaak en gevolg nogal eens omgedraaid of worden gebeurtenissen die gelijktijdig of kort na elkaar plaatsvinden, sterk met elkaar in verband gebracht (een patiënt knikt met zijn hoofd en ziet door het raam dat de avondster aan de hemel verschenen is). De gevoelens van almacht die tijdens een psychose zo vaak voorkomen (door een knik met mijn hoofd laat ik sterren opkomen of ondergaan) zijn vanuit de aard van dit denkproces heel goed invoelbaar.

Ook de rituele, magische handelingen of uitgesproken formules die iemand tijdens een psychose vaak dwangmatig moet gebruiken om zich veilig te voelen, zie je mensen onder gewone omstandigheden ook wel toepassen: afkloppen op 'ongeverfd hout', het opsteken van een kaarsje, kleuters die niet op de voegen tussen de tegels stappen als ze een wens hebben. Het wensvervullende van deze vorm van 'begrijpen' is trouwens vaak het belangrijkste motief. Je kunt het zien als een magische bezwering van mogelijk onheil. Als iemand je erop wijst dat zo'n kaarsje of het afkloppen eigenlijk maar onzin is, kun je hem geen ongelijk geven, maar toch raakt zo'n opmerking je wel. Stiekem laat je het kaarsje toch maar branden en klop je toch een keer op dat hout. Blijkbaar liggen deze dingen op een gevoelige plek in onze psyche. Ze bieden ons geruststelling en houvast in een leven waarin je lang niet alles in de hand hebt.

De patiënt in een psychose overschrijdt echter de grens tussen die alledaagse, min of meer geaccepteerde magie en een wereld waarin alles met elkaar kan samenhangen en het kleinste gebaar of signaal een diepere bijzondere betekenis kan krijgen. Op dat moment kan de omgeving hem niet ernstig meer nemen. Aanvankelijk reageert men verbaasd of ontkent men dat er iets aan de hand is: hoe kom je erbij, doe niet zo gek! Wat later wisselen boosheid en moedeloosheid elkaar af. Uiteindelijk ziet men het gedrag als een teken van ziekte en neemt men de patiënt in bescherming tegen de buitenwereld op een manier die zijn alarmerende of beangstigende waanideeën alleen maar sterker bevestigt. Daarmee is er een vicieuze cirkel ontstaan waarin de achterdocht een eigen leven kan gaan leiden: als er niets te vrezen valt hoef je immers niet beschermd te worden!

Het is beter die andere wereld met interesse tegemoet te treden. De psychiater Jenner (1988) trekt de parallel met de manier waarop ouders omgaan met de irrationele angsten van hun kinderen. Onze reacties op de belevingswereld van mensen in een psychose zouden moeten lijken op de manier waarop ouders kinderen proberen gerust te stellen die bang zijn voor monsters, wilde dieren of het donker. Je helpt het meest door de spoken niet te ontkennen, maar door samen onder het bed of in de kast te kijken of een nachtlampje aan te doen.

3.2 Een worsteling met fundamentele levensvragen

In de reacties, tekeningen, gedichten, verhalen en andere uitingen van mensen die een psychose doormaken vinden we thema's die haast allemaal lijken te cirkelen om de diepste levensvragen die een mens zichzelf kan stellen. Niet in de laatste plaats is dit de vraag naar de wortels van goed en kwaad. In een psychotische toestand worstelen veel mensen met de uiteindelijke levensvragen rond leven en dood, liefde en haat, licht en donker, heilig of verdorven zijn, uitverkoren of verdoemd zijn, uniek zijn of ondergaan in de massa, oorlog en vrede, geborgen zijn of verdwaald, moedig of laf zijn, enz. Zij zijn vaak enorm gevoelig voor deze levensvragen en voelen zich haast lichamelijk verscheurd door deze tegenstellingen.

Het leek alsof de krachten van Goed en Kwaad mij tot hun slagveld hadden gekozen. Ik heb echt de hemel gezien en het vuur van de hel in me voelen schroeien. Ik was slechts het veld waarop zij hun strijd wilden beslechten.

Voor mensen die met hun 'gewone' alledaagse bewustzijn in het leven staan, is de confrontatie met deze belevingsinhouden vaak onthutsend of imponerend. Je kunt door de uitingen van patiënten erg in verlegenheid worden gebracht omdat je deze ervaringen niet deelt, maar wel weet hoe fundamenteel deze vragen ook voor jezelf zijn.

Sommige mensen die een psychose doormaken willen over deze belevingen en gewaarwordingen helemaal niet praten of doen dat in een code of verhullend taalgebruik. Vaak gaan de ervaringen zo diep dat er helemaal geen woorden aan te geven zijn. Andere patiënten stellen zich juist profetisch en reddend op. Vaak is dat hen door stemmen of in een visioen opgedragen. Deze mensen hebben een groot verlangen om hun inzichten uit te dragen en je ervoor te winnen. Zo'n appèl op jouw bondgenootschap of geloof kan heel beklemmend zijn.

Ook hier is het belangrijker dat je oprechte belangstelling toont dan de belevingen bestrijdt of ontzenuwt. Hiervoor is het echter nodig dat je durft open te staan voor de indringende levensvragen die je gesteld kunnen worden; anderzijds moet je ook je eigen kijk op de werkelijkheid kunnen vasthouden.

Oefening

Praat je wel eens met anderen over bijzondere ervaringen of gedachten? Waar heb je ooit een boeiend gesprek over gehad? Als je in een les over deze dingen zou willen praten kun je de volgende vragen gebruiken als een ideeënbus.

- In hoeverre merk je bij jezelf interesse voor bijzondere of paranormale verschijnselen, interesse voor filosofie, magie, religie, enz.?
- Hoe denk je over een leven na de dood?
- Heb je je wel eens beziggehouden met geesten? Welke ervaringen heb je daarmee? Heb je wel eens gehoord van bijnadood-ervaringen? Ken je mensen in je omgeving die zo'n ervaring gehad hebben? Hoe sta jij daar tegenover?
- Heb je wel eens voorgevoelens die uitkomen?
- Doe je wel eens dingen die je eigenlijk een beetje gek vindt, maar die je toch doet om spannende of moeilijke dingen beter aan te kunnen? Denk aan een talisman of gelukspoppetje, een gebedje, een kaarsje, enz. Werken deze dingen ook voor jou?
- Vind je jezelf nuchter op dit gebied of ben je er soms ook wel mee bezig?
- Heb je wel eens boeken gelezen die hierover gingen?
- In hoeverre zou jij onder de indruk komen van de belevingen van patiënten, zoals die in de vorige paragrafen zijn beschreven?

3.3 Sluit aan bij de werkelijkheid van de patiënt

Het kan je moeilijk vallen de werkelijkheid van de patiënt serieus te nemen. De dingen die hij zegt of doet kunnen je totaal vreemd en lachwekkend overkomen. Realiseer je echter dat de patiënt hypergevoelig is voor ieder signaal van afwijzing. Het is ook beter om niets in te vullen over de wijze waarop hij de situatie of de wereld beleeft. Hij heeft toch al het gevoel dat zijn binnenwereld voor iedereen te kijk ligt. Sluit dus goed aan bij wat je hoort en ziet, stel eenvoudige korte vragen en gebruik samenvattingen die direct aansluiten bij de ervaringen van de patiënt. Zorg ervoor dat hij met je mee kan gaan en zich herkent in wat je zegt. Hier volgen enkele richtlijnen.

Stel je vragend en belangstellend op

- Als je de houding kunt aannemen van een "jonge onderzoeker" die interesse heeft in wat de patiënt feitelijk ervaart, doet en meemaakt, is er al veel gewonnen. De volgende vragen kunnen je al een idee geven hoe je die interesse kunt laten blijken: Mag ik vragen wat u bezighoudt? Wilt u iets zeggen over wat u bezighoudt? Mag ik vragen wat er met u gebeurt? Wilt u me vertellen hoe dat komt? Hoe gaat dat? Wat houdt u vooral bezig? Wilt u daar iets meer over vertellen?
- Het is, zeker in een beginnend contact, veiliger uitleg te vragen en na te gaan of je het goed begrepen hebt, dan zelf te interpreteren en conclusies te trekken. Het is een kunst om in te gaan op wat de patiënt feitelijk doet of zegt en niet te interpreteren.
- Stel liever geen waarom-vragen. Hoe-vragen geven de ander minder het gevoel dat jij verantwoording moet afleggen. Uit de vraag naar het waarom spreekt ook vaak ongeloof en onuitgesproken kritiek. Houd vast aan een bepaald onderwerp en voorkom dat je met de patiënt van de hak op de tak springt. Gebruik bijvoorbeeld de volgende vragen: U vertelde dat u allerlei geluiden hoort. Mag ik vragen wat u zoal hoort? Kunt u me vertellen wat u nu hoort? Wat zeggen deze stemmen tegen u? Vindt u het goed dat ik nog wat vraag over de stemmen waar u het zojuist over had? U vertelde dat u meer dan één stem hoort. Om hoeveel stemmen gaat het volgens u?'

Beperk je in de beginfase tot reacties op waarneembaar gedrag. Verwerk in de zinnen die je gebruikt de woorden of uitdrukkingen die de patiënt zelf ook gebruikt

- Herhaal zeer regelmatig letterlijk wat de ander zegt, om te laten zien dat je het gehoord hebt. Dit helpt de ander ook zich op zijn eigen woorden te concentreren. Je helpt zo de aandacht vast te houden en lijn in het gesprek te brengen. Breng ook onder woorden wat je de patiënt ziet doen. Als hij bijvoorbeeld over de afdeling ijsbeert kun je zeggen: 'Ik zie u zo heen en weer lopen, mag ik vragen wat er is?' Tegen een patiënt die voortdurend spiedend uit het raam kijkt: 'Ik zie u steeds naar buiten kijken, verwacht u iemand? Mag ik vragen waar u op let?'

• Help de ander ook zijn nonverbale gedrag onder woorden te brengen: 'U houdt uw handen voor uw ogen...'

• Reageer zo open mogelijk. Bijvoorbeeld door zinsopeningen als: zoals u zei..., dat geeft mij de indruk..., zou het kunnen dat... Woorden als misschien, wel eens, soms zijn beter dan altijd, zeker, steeds.

• Ga na of je de ander wel goed hebt begrepen, door regelmatig in je samenvattingen te zeggen: 'Begrijp ik het goed dat... [die stem u dwingt om te blijven staan? En u hoort meerdere stemmen?], enz.

Stel je vragen zo dat de patiënt bijna altijd ja kan zeggen

• Gebruik woorden en begrippen waar de ander mee vertrouwd is en die niet met angst beladen zijn. Liever vervelend, lastig en moeilijk, dan verschrikkelijk, ontzettend of afgrijselijk.

• Speel in op algemene waarheden en open deuren: 'Begrijp ik het goed dat u al dagen niets gegeten hebt omdat u vermoedt dat ze u willen vergiftigen? Dan wordt er wel heel veel van u gevraagd, vindt u zelf ook niet? Dat is wel heel moeilijk als ze je zoiets aandoen. Dat wens je niemand toe. Vindt u ook niet?' Of: 'Een mens moet toch ook eens rust hebben, vindt u ook niet?' Of: 'Een mens moet toch af en toe wat eten en wat rust hebben... vindt u ook niet?

Voorbeeld: een stem geeft de patiënt de opdracht te blijven staan en hij klaagt over pijn in zijn knieën. 'Wat lijkt me dat moeilijk, steeds maar in die houding te blijven staan zonder even te kunnen ontspannen. Het lijkt me zo moeilijk omdat uit te kunnen houden. U zou toch tenminste eventjes wat rust mogen hebben, want dat kan geen mens lang volhouden, vindt u ook niet?'

Word niet ongevraagd vertrouwelijk

• Ga na hoe je de patiënt het beste kunt aanspreken. Beginnen met u, mevrouw, meneer, is beter dan ongevraagd tutoyeren. Vraag hoe de patiënt aangesproken wil worden: 'Mag ik u bij uw voornaam noemen?' Een psychotische patiënt is erg kwetsbaar in zijn persoonlijke identiteit. Op deze manier toon je respect en houd je de persoonlijke afstand tussen jullie beiden wat groter.

• Spreek in de "Ik"-vorm en gebruik geen "we". Daarmee versterk je het besef van identiteit van de patiënt. Dus niet: 'Daar zouden we toch iets aan moeten kunnen doen...', maar: 'Ik zou u graag helpen daar iets aan te kunnen doen.'

Spreek niet in termen van moeten en mogen, maar van willen en kunnen Hierdoor onderstreep je het zelfbeslissingsrecht en vrijheidsgevoel van de patiënt.

3.4 Wanen en hallucinaties: een bedreigende werkelijkheid

Ik kon de gedachten van de mensen om me heen horen. Als er bijvoorbeeld iemand achter me langs liep, ving ik zijn stemgeluid op en meestal waren het geen prettige dingen die ik hoorde. Het begon met stemmen die me dingen toefluisterden als 'Stel je niet zo aan,' of 'Schijnheilige slijmerd, ik heb je wel door met je achterbaks gedoe!' Later waren de stemmen er ook als ik alleen was, maar ze waren zo overtuigend te horen dat ik het hele huis van boven tot onder moest onderzoeken. Ik heb heel wat staan schreeuwen tegen muren waarachter ik iets of iemand vermoedde. De verwensingen die ik heb moeten slikken wens ik niemand toe. Het ontneemt je je kleinste stukje zelfvertrouwen.

Tijdens een psychotische episode leeft de patiënt in een absurde, beangstigende werkelijkheid. De beschuldigingen, verdachtmakingen, opdrachten en kleineringen die via stemmen of berichten de psychoticus bereiken worden als levensecht en daardoor als zeer bedreigend beleefd. De patiënt voelt zich letterlijk belaagd en verstrikt in een netwerk van vervolgers en hogere machten die hem besturen en manipuleren of aanzetten tot bizarre, beangstigende daden. Hij voelt zich daarbij weerloos en doorzichtig. Het is alsof de huid die hem tegen de wereld beschermt, de façade waarachter hij zich doorgaans terugtrekt om onveiligheid te vermijden, helemaal is weggevallen. Zijn gedachten, gevoelens en intenties liggen voor iedereen te kijk en kunnen gezien, gelezen en gestolen worden. Van buitenaf worden ze in hem gezonden of getransplanteerd.

Vaak ervaart iemand in een psychotische episode dit ook werkelijk zo: hij voelt zich bestuurd door radar, bekeken door röntgenstralen, door tv-toestellen, afgeluisterd met zendertjes, organen of gedachten worden chirurgisch verwijderd of juist in zijn eigen lichaam getransplanteerd. Laserstralen snijden zijn lichaam binnen en energie wordt door anderen ingestraald, enz.

Realiseer je dat iemand in een psychotische toestand vooral bang is. Angst vraagt om geruststelling, erkenning, begrip en veiligheid. Juist door het beperkte realiteitsbesef is het vaak heel moeilijk werkelijke geruststelling te bieden. Hoe meer een patiënt zich kan opstellen als een onderzoeker van zijn eigen beangstigende belevingen, hoe meer controle hij over zichzelf kan krijgen. Daarom is het ook belangrijk de patiënt te stimuleren zo concreet mogelijk te verwoorden wat hij feitelijk hoort of ziet en na te gaan welke omstandigheden daarbij meespelen.

Hieronder geven we je een indruk hoe je dit problem kunt verwezenlijken.

3.5 Hoe je om kunt gaan met wanen en hallucinaties

Patiënten met wanen en hallucinaties zijn niet van hun ongelijk te overtuigen. Onderzoek liever samen met hen hun ervaringen. Op deze manier geef je hen de kans hun symptomen openlijker kenbaar te maken en hun ervaringen beter te verkennen. Voorheen werd door de omgeving vaak afwijzend gereageerd.

Wees eerlijk over wat je zelf waarneemt. De patiënt voelt zich er niet door afgewezen, als je tenminste accepteert dat hij de dingen anders ziet en beleeft.

Stel je vragend op.

• Door het stellen van vragen toon je belangstelling en respect voor de werkelijkheidsbeleving van de patiënt. Stel vragen als: 'Hoort of ziet u nu iets? Wat hoort of ziet u? Wat wordt er tegen u gezegd? Hebt u een idee van wie die stem is? Wilt u eens beschrijven hoe dat er uitziet? Luisteren deze stemmen ook naar u, als u nu met me praat? Beschermen de stemmen u ergens tegen? Wanneer zijn ze u vooral tot last? Hebt u een idee hoe het komt dat die stemmen er zijn?, enz.

• Ga ook na welke onderliggende behoeften met de verschijnselen verband houden. Hebt u dat al eens eerder gehad? Hoe was het toen met u? Was er toen iets aan de hand? Had u moeilijkheden? Wat dacht u toen? Wat hebt u toen gedaan?

• Geef de patiënt ook de gelegenheid zijn ervaringen wat objectiever in kaart te brengen. Stel vragen naar wie, wat, waar, wanneer, hoe, hoelang, en vraag nadrukkelijk de momenten te beschrijven waarop de belevingen minder indringend of helemaal afwezig zijn. Dat geeft wellicht ook wat inzicht in omstandigheden die de hallucinaties of wanen aanwakkeren. Verder is het nodig te vragen naar gebeurtenissen of tekenen die aan de belevingen voorafgaan of erop volgen. Je kunt dan kijken wat de patiënt kan doen om ze zo vroeg mogelijk de pas af te snijden. Stel vragen als: "Wat doet u, wat gebeurt er dan? Waaraan merkt u dat het weer begint? Hoe is het daarna, hoe voelt u zich dan? Hoe gaat het dan met u? Is er dan in uw omgeving iets veranderd?"

Ontken de waarnemingen en overtuigingen van de patiënt niet, maar geef ook geen bevestiging

- Zeg niet: 'Ik zie ze ook,' 'Ik hoor ze ook,' of: 'U verbeeldt het zich maar.'
- Als de patiënt vraagt: 'Hoort u dat dan niet?', zeg dan: 'Nee ik hoor ze niet, maar ik merk dat u ze wel hoort en dat het u bang maakt. Wat vertelden ze?'
- Ga ook geen maatregelen treffen die de patiënt sterken in zijn overtuiging dat er iets aan de hand is (deuren sluiten, gordijnen dichtdoen).
- Draag alternatieven aan voor zelfbescherming. Een patiënt die zich achter een paar tafels gaat verschansen kun je voorstellen om in een stoel in de hoek van de kamer te gaan zitten; zo kan hij beter in de gaten houden wat er op de afdeling gebeurt.

Nodig de patiënt uit te onderzoeken wat hij bedreigend vindt

- Het is in het algemeen beter iemand die zich onveilig voelt aan te moedigen dingen of situaties goed te bekijken en te controleren, dan hem hiervan af te leiden. Je kunt bijvoorbeeld vragen: 'Om hoeveel stemmen gaat het eigenlijk? Kunt u ze verstaan? Mag ik vragen wat ze tegen u zeggen? Beschrijft u eens wat u ziet... ziet u ook kleuren? Mag ik vragen wat u dan precies ziet?', enz. Vraag door naar details en bijzonderheden.
- Vraag of zijn stemmen naar hem luisteren. Moedig hem aan de telefoon eens goed te controleren, het raam goed in de gaten te houden en aan te geven wat hij signaleert.
- Geef eenvoudige registratieopdrachten. 'Wilt u eens extra goed letten op... en als u een verandering ziet, wilt u dan eens vertellen hoe dat gaat?'
- Een dagboekje bijhouden kan ook een goed middel zijn om anders met de bedreiging om te gaan. De patiënt kan zich dan wat actiever opstellen en voelt zich minder machteloos.
- Maak er geen trucs van. Realiseer je dat het voor de patiënt ernst is. Spot of ongeloof van jouw kant voelt hij feilloos aan. Stel je op als deskundige.

Ga na in hoeverre de patiënt openstaat voor andere manieren van omgaan met zijn klachten

- Hij kan bijvoorbeeld gaan douchen, een puzzel oplossen, wandelen, joggen of sporten, een andere houding aannemen, een walkman opzetten of ontspanningsoefeningen doen.
- Vraag altijd eerst naar de methoden die de patiënt zelf doorgaans gebruikt.
- Nodig uit en geef complimenten voor zijn inzet, ook als de resultaten nog niet merkbaar zijn! Neem een hoopvolle houding aan.

Help de patiënt zich ook op de realiteit te oriënteren
Naast concrete feitelijke belangstelling voor de waanbeelden en hallucinaties moet je ook laten zien dat er contact mogelijk is met de alledaagse realiteit.

- Je kunt dit doen door te wijzen op de behoefte aan rust, slaap, voedsel en drinken, veiligheid en bescherming 'waar geen mens buiten kan'. Je kunt de patiënt voorstellen een kop koffie te drinken, een sigaret voor hem draaien, een ei bakken of met hem gaan wandelen. Als hij weer erg in beslag wordt genomen door verwarrende belevingen kun je zijn aandacht meer richten op het hier en nu. Je kunt vragen: 'Hoe is het voor u als u zo bekritiseerd wordt? U luistert naar de radio en u denkt: daar zijn ze weer. Wat vindt u daar dan van? Wat doet dat u?
- Wijs de patiënt op praktische en reële dingen in zijn omgeving. Vraag hem de tafel met een doekje schoon te maken, de tijdschriften op te ruimen, een boterham te smeren, een shagje te rollen, koffie in te schenken, zijn veters vast te maken, te stofzuigen; stel hem voor aan anderen, speel een spelletje schaak, help met een breiwerkje, enz.
- Help de patiënt onderscheid te maken tussen belevingen die uit hemzelf voortkomen en gewaarwordingen uit de omgeving: het dichtslaan van een deur, het stromen van het water door een verwarmingsradiator, het gezoem van een ventilator, een foto in de krant, de schaduwen op de grond van de meubels enz.
- Kijk of je samen over alledaagse dingen kunt praten, zoals het weer, een vakantie of de natuur.

Geef als het lukt duidelijke bevestigende reacties. Zorg dus dat het zich meer bezighouden met de alledaagse realiteit voor de ander een belonende waarde gaat krijgen.

4 Wat wil je van mij?: het betrekkingsniveau

Inleiding

In een psychotische toestand is zeker ook het contact met andere mensen een potentiële bron van bedreiging. Iemand die niet bij machte is om waan van werkelijkheid te onderscheiden, zal het ook heel moeilijk vinden om de signalen van de mensen om hen heen op de juiste waarde te schatten. Vaak weten psychotische mensen in het geheel niet wat iemand bedoelt. Wat er gezegd of gedaan wordt krijgt een zwevende betekenis of wordt rigide op één bepaalde manier uitgelegd. Hierdoor wordt de communicatie ernstig verstoord.

Dat er snel misverstanden kunnen ontstaan als mensen met elkaar communiceren, ook als ze niet psychotisch zijn, blijkt al als we een 'heel gewone' opmerking wat dieper analyseren.

De dubbele bodem van een alledaags gesprek

Theo zegt tegen Greetje: 'Ik wil vandaag de badkamer weer eens schoonmaken.' Hoewel dat op het eerste gehoor een gewone alledaagse opmerking lijkt, kan Theo daar heel verschillende dingen mee bedoelen.

- Hij wil gewoon tegen Greetje zeggen wat hij die dag van plan is.
- Het kan zijn dat Theo zich er vreselijk aan stoort dat het vaak zo'n rommel is. Hij vindt eigenlijk dat zijn vriendin, omdat zij een vrouw is, daar meer oog voor zou moeten hebben en zeker ook de badkamer regelmatig onder handen zou moeten nemen. Met zijn uitspraak hoopt hij dat Greetje dit inziet en dat ze zal zeggen: 'Maar dat hoef jij niet te doen Theo, dat doe ík dadelijk wel even. Jij hebt de hele week gewerkt!'
- Misschien wil Theo zeggen: 'Ik vind dat ik de afgelopen tijd te weinig in het huishouden heb gedaan'. Stel je daarbij voor dat hij iets goed te maken heeft met Greetje en haar gunstig wil stemmen.
- Het kan zijn dat Theo een tijdje rust heeft moeten nemen omdat hij overwerkt was. Greetje is daar erg bezorgd over en wil hem behoeden voor te veel inspanningen. Theo wil haar met zijn opmerking duidelijk maken dat hij vanaf vandaag weer zelf gaat bepalen wat hij wel of niet aan kan.
- Misschien hadden Theo en Greetje de dag ervoor wel ruzie over een weekendje-uit dat Theo zich in het vooruitzicht had gesteld. Greetje vind het zonde van het geld, want dan moeten ze een nachtje in een

hotel doorbrengen. Ze zijn niet gegaan en Theo is boos. Met zijn uitspraak laat hij zien dat er die dag dan maar flink gewerkt moet worden. Zo wil hij het haar betaald zetten.

Je ziet wel dat zo'n gewone opmerking vele verschillende boodschappen kan uitdragen. In elk gesprek zitten daarom talloze dubbele bodems. Zo kan Greetje zeggen: 'Ik vind het niet erg mannelijk om je zo pietluttig met het huishouden te bemoeien.' Waarop Theo zeggen kan: 'O, nou wil ik eens iets doen en dan is het weer niet goed,' terwijl hij denkt: 'Nou, als ik me over het huishouden niet druk hoef te maken, ga ik vanaf vandaag weer gewoon de dingen doen waar ik zelf echt zin in heb!'

In onze dagelijkse conversatie blijft zo'n dubbele bodem verborgen, of hij komt aan het licht en wordt opgehelderd met de nodige 'eerlijke' verklaringen over en weer. Of ze echt eerlijk zijn, moeten we maar geloven, want de gedachten van anderen lezen kunnen we niet.

Tijdens een psychose wordt dit proces tot een uitzichtloze, onontwarbare puzzel (wat zou hij nou bedoelen?) Nog moeilijker wordt het als de ander stelselmatig ontkent dat hij die bedoeling had. Juist doordat hij zo stellig zegt dat hij die bedoeling niet had, zou je haast gaan denken dat het wel zo was. Daar komt nog bij dat de hele context waarin iets gezegd wordt, de toon waarop, de intonatie, de gebaren, de gezichtsuitdrukking e.d. meebepalen hoe de boodschap eigenlijk bedoeld is of 'gelezen' zal worden.

Iemand in een psychotische toestand kan dit niet aan omdat hij onmachtig is hoofdzaken vast te houden en bijzaken weg te filteren. Het vraagt enorm veel concentratie en energie van hem om de meest gepaste boodschap te selecteren en niet op hol te slaan over wat er verder allemaal wel niet bedoeld kan zijn. Je kunt je voorstellen dat de patiënt met een psychose of gevoeligheid voor psychotische reacties zich bedreigd voelt in het contact met anderen. Hij is immers overgevoelig voor allerlei signalen. Alleen al het oogcontact (spiegel der ziel) wordt vaak zeer bedreigend gevonden. In een psychotische toestand is de patiënt erg gevoelig voor deze dubbele bodem, die het betrekkingsniveau genoemd wordt. Hiermee bedoelt men dat in alles wat je zegt of doet een boodschap ligt die in- of expliciet zegt: 'Ik wil dat jij...' Op het betrekkingsniveau zeg je dus tegen de ander, openlijk of bedekt, wat je van hem verwacht, wat je van hem wilt, hoe je tegenover hem staat, enz. Iemand in een psychose heeft nagenoeg geen weerstand tegen wat er allemaal op deze manier op hem afkomt. Als hij een bepaalde bedoeling denkt te verstaan, is dat er meestal een die uitstekend past binnen zijn waan en dus zijn verwarring eerder groter maakt dan deze helpt ophelderen. Daarom is ook het contact of de aanwezigheid van anderen vaak een bron van bedreiging, vooral omdat hij in alles wat de ander zegt of doet vooral hoort: 'Ik ben tegen je, het is niet goed zoals je bent.'

Het is niet verwonderlijk dat men in de jaren zestig aannam dat ouders die voortdurend tegenstrijdige boodschappen uitzenden, hun kinderen in de richting van psychotische reacties drijven. Ze kunnen bijvoorbeeld in alles wat ze zeggen of doen op betrekkingsniveau allerlei corrigerende waardeoordelen overbrengen: wat je ook doet, het is verkeerd. 'Je kunt nou nooit eens uit jezelf iets gaan doen, kom daar nou zelf eens mee, zonder dat ik dat zeggen moet.' Een dag later zegt het kind: 'Nou, ik ga zwemmen hoor!' De reactie van de ouders: 'Wat krijgen we nou? Je ruimt eerst je kamer maar eens op!' Vooral in ongelijkwaardige relaties zoals ouders-kind, werkgever-werknemer, verpleegkundige-patiënt, kind-bejaarde ouder, komen deze interacties veel voor en kunnen ze mensen in de war maken. Dit komt omdat de mensen in deze relaties van elkaar afhankelijk zijn. Hun eigen identiteit hangt af van die van de ander (zonder kind ben je geen ouder, zonder patiënt ben je geen verpleegkundige).

Zo kun je misschien ook beter begrijpen waarom iemand in een psychose zal proberen de relatie die hij met je heeft, gelijkwaardig te maken. Hij kan bijvoorbeeld de therapie, de diagnose of de behandeling van de psychiater ontzenuwen of belachelijk maken, jou in verlegenheid brengen of manipulerend zijn en steeds meer zijn grenzen verleggen tot je 'onschadelijk' voor hem bent, met andere woorden: tot je hem geen identiteit meer kunt opdringen of hem niet meer kunt laten ervaren dat het niet goed is zoals hij is. In de volgende paragraaf geven we suggesties hoe je uit deze strijd kunt blijven.

Oefeningen

- Stel je voor dat je als verpleegkundige in een psychiatrisch ziekenhuis werkt. Als je mevrouw Jansen uitnodigt om mee naar een therapie te gaan, vertelt ze dat haar psychiater haar heeft geseind dat ze dat maar niet moet doen, omdat het slecht voor haar is.

  - Wat denk je als je dit van haar hoort?

  - Voor welke uitleg is haar symptoom – seintjes krijgen van haar psychiater – vatbaar? Denk hierbij aan het gesprek tussen Theo en Greetje.

- Op de afdeling van hetzelfde psychiatrisch ziekenhuis zit een jonge man in een psychotische toestand met zijn brandende sigaret een cirkelvormig patroon te branden in een blaadje papier. Een verpleegkundige ziet het en zegt: 'Jan, er zijn ook potloden hoor.'

  - Noem drie manieren waarop Jan deze opmerking zou kunnen verstaan.

  - Als dit zou gebeuren als Jan thuis werd bezocht door een verpleegkundige van de sociaal-psychiatrische dienst, hoe zou Jan deze opmerking dan verstaan? Zou hij er een andere betekenis aan geven, denk je?

4.1 Zorg voor een positieve kijk op de patiënt en zijn gedrag

Mensen gedragen zich snel naar het beeld dat anderen van hen gevormd hebben. De sympathie of antipathie die je voor iemand voelt maakt zich vaak al snel waar. Als je het positieve in mensen naar voren wilt halen is het nodig in jezelf een positief beeld van die ander te vormen. Vooral als de vervelende of onsympathieke kant van een ander je volledig in beslag neemt, loop je grote kans dat hij aan je verwachtingen zal beantwoorden.
Het is niet altijd gemakkelijk om iets positiefs te zien in storend, lastig of afwijkend gedrag. Toch is het nodig dat je daar wel naar op zoek gaat. Het schept de ruimte voor de ander om zijn gedrag in een positiever licht te gaan zien en dit kan hem motiveren het te veranderen.

Laat zien dat je de goede bedoelingen van de patiënt erkent
- Maak kenbaar dat je kunt inzien dat het gedrag en de uitingen van de patiënt zijn bedoeld om zijn veiligheid en die van de anderen te waarborgen. Zeg bijvoorbeeld: 'Ik merk dat u erg uw best doet om uzelf in de hand te houden. Het lijkt me een hele opgave voor u om dat vol te houden. Ik bewonder uw inzet, ik begrijp dat u het niet gemakkelijk hebt.'
- Uit geen beschuldigingen. Voorkom een spottende toon in je stem of een meewarige glimlach. Patiënten zijn uiterst gevoelig voor deze signalen van afwijzen of niet ernstig genomen worden.

Maak veelvuldig gebruik van complimenten (positief etiketteren)
Door het gedrag van de patiënt in een positief daglicht te stellen, door-

breek je de spiraal van negatieve verwachtingen en afwijzing die hij ten aanzien van anderen heeft opgebouwd.

• Toon waardering voor de inspanningen die de patiënt zich getroost. Zeg bijvoorbeeld: 'U moet wel heel sterk zijn en moedig om dit zo lang vol te houden.' 'Ik heb bewondering voor uw inzet, ik weet niet of ik dat allemaal wel aan zou kunnen.' Of: 'Zo te horen zult u mensen niet snel in de steek laten; u bent zo te horen erg begaan met mensen en dat zie je tegenwoordig nog maar weinig, vindt u ook niet?'

Richt je aandacht op de sterke kanten van de patiënt

De positieve kracht van iemand naar boven halen is het begin van het helpende contact.

• Zoek naar het positieve in zijn gedrag. Bijvoorbeeld: 'U bent waarschijnlijk een heel gevoelig mens. Dat is een belangrijke kracht in u. Het is goed om daar behoedzaam mee om te gaan.'

• Probeer datgene wat de patiënt als zwakte van hemzelf ervaart positief te benoemen: 'zenuwachtig' wordt 'gevoelig', 'chaotisch' wordt 'intuïtief'.

• Gebruik het 'goed beter best'-principe. Daarmee bedoelen we dat je datgene wat de patiënt aanvankelijk doet om zich in de hand te houden, als 'goed' beschouwt. Alle vooruitgang maakt het dan alleen maar beter. Ook dit is een vorm van positief etiketteren. Leer je dus aan om niet te denken in termen van goed of slecht, maar in goed en beter.

Richt je op het gedrag en niet op de persoon

We zagen al dat psychotisch gedrag ook een beschermende functie heeft. Niet al het gedrag komt voort uit goede bedoelingen. Als je grenzen moet aangeven, benadruk dan dat je dat doet om de positieve intenties van de patiënt veilig te stellen. 'Lijkt het u niet belangrijk om dat eerst nog eens goed te overdenken? Je weet maar nooit wat je over het hoofd ziet!' 'Ik begrijp dat u erg onrustig bent en dat u het niet op prijs stelt dat ik u lastig val met allemaal vragen. Ik kan me dat goed voorstellen. Toch denk ik dat het u zou kunnen helpen wat meer te vertellen over wat u nu zo bezighoudt. Kunt u mijn bezorgdheid een beetje begrijpen?'

Als je een grens stelt is het belangrijk uit te spreken wat je zelf denkt en wilt, wat je verwacht en wat het gedrag van de ander jou doet. Je vult dan niets voor de ander in en maakt een duidelijk onderscheid tussen het gedrag, de persoon en de intenties van de ander. Zo voorkom je voorbarige beschuldigingen, conclusies en kritiek die als een persoonlijke afwijzing kunnen worden ervaren.

Een jonge vrouwelijke patiënt gaat bij een mannelijke verpleegkundige op schoot zitten en maakt hem overduidelijk het hof. De man zegt: 'Ik word verlegen van wat je doet. Ik wil even met je praten, maar zo kan ik dat niet. Ga even op die stoel daar zitten. Je zult vast wel begrijpen dat je me verlegen maakt door zo te doen. Je bedoelt het misschien niet zo, maar als je je zo tegenover mij gedraagt, maak je het wel ingewikkeld voor me.'

4.2 Macht geboren uit onmacht: controle en manipulatie

Een jongen van 20 tegen een verpleegkundige: 'Weet jij dat jij een soortgenoot van mij bent? Ik zie dat klipklapklaar. Het is een soort astrologiekalender en daar sta jij op de kruising van rood en zwart. Weet je dat dat heel bijzonder is? Ik sta zelf op zwart-zwart, dat is de put waar ik in zit, maar ook de toren van Babel vanwaar ik door jou heenzie. We vormen eigenlijk een paar zie je. En je kijkt me aan, dat wist ik, want eigenlijk zijn we één in het goede. Als je masturbeert krijg je het inzicht. (schreeuwt) Schaam je! Schaam je! (fluisterend heel dichtbij) Zal ik je leren wat goed is?'

De belevingen van iemand in een psychose kunnen je imponeren of in verlegenheid brengen vanwege de soms diepgaande levensvragen waarin hij je misschien probeert te betrekken. Ook vanuit andere motieven kun je in verlegenheid worden gebracht.

Een patiënt die is opgenomen en daardoor – vrijwillig of niet – een stuk van zijn vrijheid en zelfbeschikking heeft verloren, kan zijn 'waanwereld' ook hanteren als een middel om zijn verloren macht te herstellen. Tijdens een psychotische episode zijn patiënten zeer gevoelig en intuïtief erg vaardig in het signaleren van de 'zwakke plekken' en intenties van de mensen in hun omgeving. Ze voelen zeer goed aan wie hun bondgenoten zijn of zouden kunnen worden en wie afwijzend of bedreigend is. Doordat ze zo openstaan voor alles wat er aan invloeden op hen afkomt, ontgaat het hen niet dat hun eigen gedrag, angsten, gedachten en uitingen een grote invloed hebben op de mensen om hen heen. Met andere woorden: een communicatieve functie hebben. Zij voelen de angsten van anderen en 'lezen' de verborgen intenties en heimelijke verlangens – althans, daar zijn ze van overtuigd. Dat maakt het ook mogelijk om macht uit te oefenen, bijvoorbeeld door afschrikwekkende, onthullende, vernederende, complimenteuze of verleidende uitspraken.

In het verhaal van de patiënt aan het begin van deze paragraaf speelt de verpleegkundige een sleutelrol. Ze wordt door deze jongen, al of niet gewild, meegetrokken in zijn zeer persoonlijke belevingswereld. De inzet kan zijn dat ze zich klein en onbeholpen gaat voelen en daardoor tegemoetkomt aan de machtsbehoefte van deze patiënt. Het kan zijn dat hij zich hiervan in het geheel niet bewust is. Het is desondanks wel belangrijk dat je als verpleegkundige het psychotisch gedrag kunt bezien vanuit twee gezichtspunten: als symptomatisch gedrag en als communicatief gedrag. We zullen dadelijk zien dat dit onderscheid eigenlijk nogal kunstmatig is.

Oefeningen

- Hoe zou jij als verpleegkundige reageren op wat de jongen in het fragment aan het begin van deze paragraaf zegt? Maak gebruik van wat je tot nu toe gelezen hebt. Schrijf je reactie letterlijk op.
  Hoe zou deze jongen erop reageren, denk je? Overweeg een aantal mogelijke reacties en beschrijf hoe je daarop zou ingaan.

- Hoe komt het volgens jou dat veel psychotische patiënten niet gemotiveerd zijn voor een psychiatrische behandeling? Noem enkele redenen die tot dusver besproken zijn.

4.3 Psychotische symptomen als een poging zichzelf te beschermen

Het gedrag van iemand tijdens een psychose kun je opvatten als symptomen van een ernstige psychische ontregeling, maar ook als een uiterste poging die ontregeling in de hand te houden. Bizarre taal, bezweringsgebaren of de waan Jezus of Boeddha te zijn, kun je ook zien als pogingen om het gevaar en de pijn af te weren. Iemand in een psychose probeert zijn beangstigende ervaringen en belevingen te beheersen, maar schiet daar doorgaans in tekort. Ook al staat hij midden op de afdeling op tafel en schreeuwt hij het ene magische bevel na het andere, ook al imponeert hij je door uitdagend of agressief te zijn, hij krijgt zichzelf en de wereld waarin hij leeft niet onder controle. Vaak raakt een patiënt helemaal uitgeput door de inspanning die dit van hem vraagt. De patiënt moet vaak alle zeilen bijzetten om enige controle te houden over de bedreigingen die op hem afkomen. Ook bij patiënten bij wie de storm van een psychotische episode wat is geluwd, kun je dit zelfbeschermende gedrag waarnemen.

Willem is een jongen die erg op zichzelf leeft. Wanneer hij op de groep aanwezig is, ben ik me er weinig van bewust. Toen ik net met mijn stage was begonnen, kwam Willem op mij erg verlegen en eenzaam over. Ik wist niets van zijn ziektebeeld. Ik ben regelmatig bij hem gaan zitten, maar hij ging dan meestal weg.

Op een gegeven moment vroeg ik hem waaraan hij zat te denken. Ik zag namelijk dat hij constant voor zich uit zat te staren. Hij vertelde me dat hij aan niets zat te denken, maar met de duivel bezig was. Zolang hij de duivel zag, had hij alles onder controle en was het goed. Maar wanneer hij de duivel niet zag, werd hij angstig en bang omdat hij dan dingen ging doen waar hij spijt van zou kunnen krijgen.

Ik vroeg hem of hij de duivel zag en hij zei: 'Ja, daar bij het raam!' Ik keek naar het raam en vertelde Willem dat ik niets zag en of hij voor mij de duivel kon beschrijven. Ik wilde het graag weten omdat ik vanuit de beschrijving Willem misschien beter kon begrijpen.

Willem beschreef: 'Hij heeft grote ogen en twee horentjes, zijn mond bevat grote lange tanden en zijn neus is verschillend: soms groot, soms klein.' Willem vertelde mij toen dat het heel vermoeiend is om de duivel onder controle te houden en dat hij daarom weinig tijd overhoudt om andere dingen te doen.

Vanaf die keer heb ik Willem bewust wat meer met rust gelaten. Wanneer hij op de groep is, vraag ik wel of hij ook koffie wil en zo, maar enig initiatief tot activiteiten laat ik aan hemzelf over.'

Mensen die gebukt gaan onder de dreiging en de last van regelmatige psychotische episoden, ontwikkelen vaak allerlei tactieken om zichzelf te beschermen. Voor buitenstaanders zijn die vaak niet goed zichtbaar en onbegrijpelijk 'onaangepast'.

In het algemeen zie je dat deze mensen zich terugtrekken uit het contact met anderen en zich ook maatschappelijk isoleren. Daarnaast worden sommigen inactief of apathisch, althans zo lijkt het. De belangstelling voor het 'gewone' dagelijks leven neemt af: de patiënt schenkt weinig aandacht meer aan de omgeving en aan zijn uiterlijk. Hij vermijdt situaties die te veel opwinding zouden kunnen veroorzaken, en onttrekt zich aan de verantwoordelijkheid voor werk, relaties e.d. Vroeger nam men wel aan dat dit het gevolg was van het leven in een instituut dat verarmend of 'hospitaliserend' zou werken. Ook was men van mening dat dit gedrag vooral voortkwam uit de ziekte zelf. Tegenwoordig echter ziet men het ook als een functionele poging zich te beschermen tegen psychische overbelasting die psychotische reacties in de hand werkt. Evenals de patiënt in het voorgaande verslag zorgen veel psychotische mensen voor beveiligingen in hun levenssituatie en gedrag die deze overbelasting moeten voorkomen.

Ik moet heel behoedzaam zijn. Als er plotseling iets gebeurt, raakt me dat als een klap. Ik moet op die momenten voorbereid zijn. Ik moet ze aan zien komen en me wapenen om de schok van de indrukken te kunnen opvangen. Dat kost me een hoop energie. Heel behoedzaam voer ik elke beweging die ik maak uit, alsof ik een robot ben die op afstand mijn doen en laten bestuurt.'

Deze ervaringen maken begrijpelijk dat het zich terugtrekken uit sociaal contact of verantwoordelijkheden, stil op een stoel zitten, steeds naar een muur staren, niet afgeleid willen worden e.d. een bijdrage kunnen leveren aan het behouden van controle over zichzelf en over pijnlijke ervaringen. Veel kenmerkende gedragingen van psychotische patiënten zijn dus te begrijpen als pogingen zoveel mogelijk controle te handhaven, ondanks de handicap die deze toestand teweegbrengt.

4.4 Psychotische reacties als een poging de communicatie te ontlopen

In de voorgaande paragrafen kwamen we tot het inzicht dat psychotische reacties niet alleen maar beschouwd kunnen worden als symptomen van een psychische ontregeling, maar ook een zelfbeschermende en communicatieve functie vervullen. We zagen dat een psychotische patiënt zich doorgaans weerloos voelt in het contact met anderen, en dat dat vooral komt omdat hij zeer gevoelig is voor allerlei signalen op betrekkingsniveau en deze hoofdzakelijk interpreteert als kritiek of als pogingen hem diepgaand te beïnvloeden. Zo iemand is voortdurend op zoek: wat bedoelen ze, en vooral: wat willen ze van me? Het is begrijpelijk dat het contact daardoor bemoeilijkt wordt. Psychotische mensen proberen het contact dan ook niet alleen te ontlopen door zich terug te trekken of te isoleren, maar ze lijken ook in hun uitingen te willen zeggen: je kunt me toch niet bereiken. Ze lijken een poging te ondernemen om niet te communiceren – iets wat natuurlijk onmogelijk is.

De communicatiedeskundige Haley heeft vier manieren beschreven waarop mensen kunnen proberen niet te communiceren. We zullen ze kort samenvatten en toespitsen op iemand die psychotisch reageert.

• *De patiënt heeft een andere identiteit.* Als hij zich een incarnatie van Bagwan, Jezus of Napoleon waant, is hij niet zichzelf. Dan kun je hem zijn uitspraken en daden ook niet persoonlijk aanrekenen. Het kan ook zijn dat hij in opdracht van anderen moet handelen. Ook dan kun je hem moeilijk iets kwalijk nemen. Op deze manier ontloopt iemand dus een stuk van zijn verantwoordelijkheid voor wat hij doet of zegt.

- *De patiënt ontkent dat hij iets gedaan of gezegd heeft.* Hij zegt bijvoorbeeld dat hij het zich niet meer kan herinneren of spreekt zichzelf tegen. Hij kan anderen er de schuld van geven, je hebt hem verkeerd begrepen of je hebt het voor hem ingevuld. Het kan ook zijn dat hij dingen zó zegt dat hij niet te begrijpen is. Hij gebruikt geheimtaal, eigenaardige woordconstructies, neologismen, praat na (echolalie), doet na (echopraxie), of herhaalt voortdurend een bepaalde zin of uitspraak.

- *De patiënt ontkent dat hij het tegen jou heeft.* Hij kan bijvoorbeeld termen gebruiken als structuurvermogen, helpverwonderaars, geestverkrachters; hij kan boodschappen mimen, fluisteren of tegen een muur of stoel gaan praten, kijken of gebaren. Hij kan je ook het gevoel geven dat je een onderdeel bent van zijn vreemde wereld, waardoor je van je eigen identiteit wordt beroofd.

- *De patiënt kan de indruk wekken dat de tijd en de omstandigheden veranderd zijn.* Hij kan de indruk wekken dat hij leeft in de middeleeuwen, in de toekomst, in een ruimtecapsule, op een andere planeet of in de kosmos. Op deze manier geeft hij te kennen dat hij niet echt zelf aanwezig is in het hier en nu en ontloopt hij verantwoordelijkheid voor wat hij doet of zegt.

Dit zijn vier manieren waarop een patiënt vele hulpverleners en zijn omgeving machteloos maakt. Hij lijkt te willen voorkomen dat hij in de hoek wordt gedrukt door de bedoelingen, verwachtingen en opvattingen van anderen.

Omdat je als verpleegkundige in een ongelijkwaardige relatie tot de patiënt staat, is het nodig dat je in je communicatie met een psychotische patiënt zoveel mogelijk waardering, acceptatie en ruimte om zichzelf te blijven laat doorklinken. Wees je dus bewust van de signalen die je op inhouds- en op betrekkingsniveau uitzendt. Om een werkbaar contact tot stand te brengen is het nodig hoop te wekken en vertrouwen te winnen.

4.5 Wek hoop en win vertrouwen

Deskundigheid wekt vertrouwen, veiligheid en hoop. De patiënt merkt aan jouw kennis, inzicht en ervaring dat hij niet uniek is in zijn situatie en dat je al eerder met deze problemen bent omgegaan. Dring je zienswijze niet op, maar opper mogelijkheden om op een professionele manier naar de belevingen en het gedrag van de ander te kijken. Ga na in welke uitleg iemand zich mogelijk kan vinden.

Zorg voor een vriendelijke begripvolle benadering

Spreek met een stem die begrip, rust en vertrouwen uitstraalt. Laat daarmee ook zien dat jij je rust weet te bewaren ondanks de angst of onrust die de ander ervaart, en dat je vertrouwd bent met dit soort situaties. Anders misschien dan de mensen in de omgeving van de betrokkene, weet jij de juiste snaar te raken.

- Maak ook gebruik van je stem als je op een vriendelijke maar besliste manier iemand tot rust wilt brengen. Door dit op een zorgzame, moederlijke manier te doen kun je nonverbaal heel wat bereiken. De zorgzaamheid en oprechte belangstelling die uit je stem en gebaren naar voren komen, onderstrepen wat je inhoudelijk zegt. Congruent zijn in je gedrag en in je uitspraken is heel belangrijk.
- Wees eerlijk over de betekenis die je voor de ander kunt hebben. Beloof niets wat je niet waar kunt maken. Kom je afspraken stipt na.

Laat de patiënt voelen dat je zijn problemen begrijpt en dat je weet welke tegenstrijdige gedachten en belevingen daaruit kunnen voortkomen

- Uit gerichte vragen en bepaalde formuleringen merken mensen dat je weet waarover je praat. Je ervaring blijkt uit terloopse opmerkingen als: 'Zo'n reactie/gevoel komt vaak voor bij... Mensen vertellen wel eens dat je dan helemaal in de war raakt, dat het lijkt alsof je niet meer in staat bent de dingen die je ziet en hoort zo te selecteren dat ze begrijpelijk voor je blijven, alsof er iets in je hersenen stuk is gegaan... Herkent u dit?' Of: 'U doet me denken aan enkele patiënten die ik onlangs heb gesproken. Zij voelden zich achtervolgd en waren erg bang dat er iets ergs met hen zou gaan gebeuren. Na een tijdje is dat weer goedgekomen. Hoor ik u nu ook zoiets vertellen?
- Geef een wat uitgebreidere uitleg over wat iemand doorgaans zoal meemaakt als alles 'tegenzit', als hij 'belaagd' wordt, als hij wordt 'gecontroleerd', als zijn vrouw, kinderen en werkgever hem niet begrijpen en hij tegen zijn zin wordt opgenomen. Zorg dat je met die alleenspraak de patiënt ook bereikt. Zorg dat de voorbeelden die je geeft ook door hem herkend kunnen worden. Je kunt bijvoorbeeld zeggen: 'Er zijn mensen die het erg moeilijk hebben gehad in hun leven. Het leek alsof het ene probleem zich op het andere stapelde, tot ze het gevoel kregen – heel terecht overigens – dat de hele wereld tegen hen was. Hebt u de afgelopen tijd veel tegenslagen moeten incasseren?'
- Leg de patiënt uit dat wat hij meemaakt niet zijn schuld is of de schuld van anderen, maar dat het kan zijn dat hij erg uitgeput is, (of) een heel gevoelig mens is, (of) door omstandigheden begrijpelijk erg kwetsbaar geworden is, (of) een ziekte onder de leden heeft en dat daar iets aan gedaan kan worden.

4.6 Hoe je helpt de touwtjes in handen te krijgen

Het is heel belangrijk de patiënt te laten nadenken over wat hij zou kunnen doen of laten om zichzelf en zijn situatie meer in de hand te krijgen. Tot het tegendeel bewezen is, is het verstandig ervan uit te gaan dat allerlei 'onzinnig' gedrag een adaptieve component in zich heeft, met andere woorden: dat het helpt om de controle te behouden of te herstellen. Zo kan het zijn dat een patiënt niet wil gaan zitten, niet met jou mag spreken, met zijn vingers in zijn oren zit, zijn jas aanhoudt, een hoed moet dragen, een rituele dans uitvoert, schema's tekent, bijbelpassages voordraagt of al zijn bezittingen op tafel uitstalt. Vraag hem of deze handelingen hem helpen zich beter te voelen. Vraag na hoe dat dan in zijn werk gaat.

Help de patiënt bij het concreet verwoorden van zijn grootste probleem

- Je stelt hem dus bijvoorbeeld de vraag: 'Wat is nu het grootste probleem voor u?' Op deze manier geef je de patiënt zelf de touwtjes in handen. Niet jij maar hij is degene die kan aangeven wat als probleem ervaren wordt.
- Moedig hem aan om dit zo concreet mogelijk te vertellen (wie, wat, waar, wanneer, met wie, hoe). Door uit te nodigen concreet te zijn, stimuleer je de realiteitszin.
- Stel ook hier liever geen waarom-vragen. Beter is: 'Hoe komt het zo dat...?' Waarom-vragen roep de patiënt eerder ter verantwoording, alsof hij zich moet verdedigen.
- Schep wat orde door te vragen naar hoofd- en bijzaken.
- Spreek waardering uit voor zijn inzet. Toon begrip als het hem niet lukt concreter te worden.

Vraag de patiënt wat hij doorgaans zoal doet om zich beter te voelen of om zijn probleem zo goed en kwaad als het kan het hoofd te bieden

Meestal heeft de patiënt trucjes ontwikkeld of gedragingen die hem helpen zich veiliger te voelen. Door dit naar voren te halen, haal je ook zijn sterke kant naar boven. Hij geeft bijvoorbeeld aan dat het hem helpt om bij het raam te blijven, zijn verzekeringsbewijs bij zich te dragen, uit de buurt van de telefoon te blijven, de kasten te controleren, met zijn vingers in zijn oren te zitten, enz. Laat merken dat je dit belangrijke informatie vindt. Vraag belangstellend door hoe deze 'methode' werkt en zeg dat zoiets inderdaad helpen kan. Je laat daarmee ook zien dat je hem in staat acht met zijn problemen om te gaan.

Laat de patiënt zijn eigen tempo en zijn eigen spoor volgen
Geef hem het advies om datgene wat hem helpt nog een tijdje toe te passen. Dit noemt men een *paradoxale opdracht*: je moedigt de patiënt immers aan om zijn 'afwijkende' manier van problemen oplossen vast te houden. Dit kan verrassende resultaten hebben, omdat voorheen de omgeving afwijzend reageerde. Het gedrag verliest zo zijn functie van protest of verzet.

- Moedig hem aan er nog wat meer energie in te steken, maar zeg ook dat hij zeker niet te veel van zichzelf moet vragen.
- Spreek met de patïent af wanneer, waar en hoe lang hij met jou verder kan praten of met zijn problemen bezig kan zijn.
- Spreek af over wanneer, waar en hoe lang hij alleen met bepaalde problemen bezig is, bijvoorbeeld driemaal daags 30 minuten op zijn kamer.

Maak gebruik van registratie-opdrachten
Deze kunnen de patiënt helpen nog concreter en preciezer aan te geven wanneer, waar en hoe vaak welke belevingen of gebeurtenissen plaatsvinden. Hij kan bijvoorbeeld in een schriftje schrijven wanneer welke stemmen te horen zijn, wat ze zeggen, of ze fluisteren of duidelijk herkenbaar zijn. Door dergelijke opdrachten wordt de patiënt aangemoedigd datgene wat hem beangstigt juist te onderzoeken in plaats van het te vermijden. Door vermijdingsgedrag neemt angst vaak een veel grotere plaats in dan werkelijk gerechtvaardigd is.

Respecteer het territorium van de patiënt
Persoonlijk contact wordt vaak als een bedreiging ervaren.

- Wees voorzichtig met al te veel of te indringend oogcontact.
- Wees voorzichtig met aanraken.
- Ga niet samen in een te kleine ruimte zitten.
- Tast af hoe dichtbij je mag komen zonder als een bedreiging te worden gezien.
- Als je langere tijd met de patiënt op de afdeling bent, kan het zinvol zijn je aandacht regelmatig aan iets anders te besteden terwijl je toch contact houdt (boek op schoot, planten verzorgen, enz.). Op die manier kun je je aandacht in de richting van de ander beter reguleren. Patiënten voelen vaak heel sterk dat je met jouw aandacht bij hen bent. Dat kan naast alle andere 'indringers' teveel voor hen worden. Meestal zie je de onrust toenemen als je te sterk betrokken bent.

Zoek het juiste evenwicht tussen over- en onderstimulatie

- Concentratiestoornissen leiden snel tot overspoeld raken. Probeer samen met de patiënt te achterhalen wat de situatie voor hem mogelijk beangstigender maakt dan nodig is. Breng veranderingen aan en let daarbij op omstandigheden in de omgeving die extra verwarring in de hand werken: rumoer, een rommelige onoverzichtelijke omgeving, de aanwezigheid van overmatig gespannen andere patiënten en visuele of auditieve prikkels.

• Let op de eerste tekenen van onrust en bied ontspanningsmogelijkheden aan.

• Ga na of je de patiënt niet overvraagt door hem bij te veel activiteiten of situaties te betrekken. Geef hem ook de ruimte om zich daar zo nodig aan te onttrekken.

• Ga na of de patiënt voldoende afleiding en bezigheden kan vinden die hem kunnen helpen zichzelf beter in de hand te houden. Zorg voor een evenwichtig dagprogramma. Denk aan eenvoudige praktische of creatieve bezigheden die niet te veel inspanning vergen.

Oefening

Ze is vijfentwintig en heeft vorige maand haar eerste kind gekregen. Het is niet bekend wie de vader is. Al direct na de geboorte van Anja ging het volgens haar mis. Ze had het gevoel dat het kind haar van haar innerlijk had beroofd, Ze vertelt dat ze niets meer kon voelen en dat haar gedachten niet uit haarzelf maar vanuit de kosmos voortkwamen. Ze praat over wezens van licht die haar lot in handen hebben genomen. Ze vergelijkt zichzelf met Maria die haar kind op wonderbaarlijke wijze ontvangen heeft uit de andere wereld. De geboorte van Anja vergelijkt ze met die van Jezus. Anja is niet verwekt door het zaad van een man, maar door een geestelijk zaad. Zij voelt zich als moeder tegelijkertijd martelares en uitverkorene in een kosmisch experiment. Op elk stukje papier dat ze vindt, schrijft ze zeer mystieke tekens en als ze zit 'straalt ze met haar handen haar buik in.'

Haar dochtertje is door donkere machten geroofd; het kind verblijft tijdelijk in een kinderhuis.

Je mag haar bij haar nieuwe naam aanspreken: Aleida. Deze naam is volgens haar een samenstelling van Al, de kosmos, alles wat bestaat, en Eida, het oerei waaruit zij opnieuw geboren is.

- Vraag aan een medestudent zich in te leven in de belevingswereld van Aleida. Hij of zij mag vrij improviseren.
- Aleida verblijft sinds kort bij jou op de afdeling van een psychiatrisch ziekenhuis. Maak contact met haar en gebruik daarbij alles wat je tot nu toe geleerd hebt.
- Neem het gesprek op.

- Vertel elkaar uitvoerig hoe het was om in de schoenen van Aleida te staan en contact met haar te hebben. Je kunt gebruik maken van de observatielijst met aandachtspunten in hoofdstuk 5.

4.7 Betrokken zijn en toch jezelf blijven

Eerlijkheid en oprechtheid zijn belangrijke eigenschappen. Iemand in een psychose is hier heel gevoelig voor. Een overmatige positieve of negatieve emotionele betrokkenheid van jouw kant versterkt het gevoel van onveiligheid. Niet de patiënt maar jijzelf bent verantwoordelijk voor de manier waarop je met je eigen emoties en ervaringen omgaat.

Ga niet over je eigen grenzen heen

- Doe je niet anders voor dan je gezien de omstandigheden kunt zijn.
- Als bizar gedrag of kwetsende opmerkingen je uit je doen brengen, signaleer dit dan zo vroeg mogelijk en vraag steun van je collega's.

Voorkom dat je blijft steken in kritiek op de patiënt of dat je overbetrokken raakt

- Wees realistisch en duidelijk over wat je wel en niet wilt, wat je wel en niet kunt in relatie tot de patiënt. Bespreek dit rustig en concreet.
- Pot je negatieve gevoelens niet op, maar bespreek ze met collega's.
- Stel beschermende maatregelen (zoals afzonderen) niet te lang uit, maar stel de grens als je nog rustig en feitelijk kunt omgaan met de patiënt.

Probeer selectief met je aandacht om te gaan

- Als je voortdurend waakzaam bent of openstaat voor alles wat er om je heen gebeurt, loop je vol en is de kans groot dat je overbelast raakt. Leer je dus ook af te sluiten. Bedenk dat emoties besmettelijk werken.
- Als een patiënt druk, verward en onrustig is, richt er dan niet je volle aandacht op. Je kunt jezelf helpen door een bezigheid te zoeken die je wat afleiding kan geven, bijvoorbeeld breien of de krant lezen.

Zend geen dubbele of onduidelijke boodschappen uit

- Doe geen uitdagende, plagerige, humoristische en prikkelende uitlatingen. Een psychotische patiënt kan een steek onder water, kritiek die als grapje bedoeld is, in humor verpakte kritiek of cynisme e.d. niet goed ontcijferen. Het brengt hem nog meer in de war.

- Een zakelijke maar menselijke sfeer op de afdeling helpt de patiënt het meest om zichzelf te hervinden.

Zorg dat je je veilig voelt

- Zorg dat je er niet alleen voor staat.
- Tref tijdig maatregelen en zorg dat je weet wanneer en hoe je ze moet toepassen.

5 Observatielijst

Hieronder vind je de aandachtspunten die we hebben besproken nog eens kort genoemd. Je kunt ze gebruiken bij het oefenen met de oefentaak in hoofdstuk 6, in de praktijk of tijdens stages.

Sluit je aan bij de werkelijkheid van de patiënt?

1 Stel je je vragend en belangstellend op?
2 Beperk je je in het begin tot reacties op waarneembaar gedrag?
3 Stel je je vragen zo dat de patiënt welhaast altijd ja kan zeggen?
4 Word je niet ongevraagd vertrouwelijk?
5 Gebruik je woorden als 'willen' en 'kunnen' in plaats van 'mogen' en 'moeten'?

Erken je de goede bedoelingen van de patiënt?

6 Laat je ondanks storend of afwijkend gedrag zien dat je zijn goede bedoelingen erkent?
7 Maak je veelvuldig gebruik van complimenten (positief etiketteren)?
8 Richt je je aandacht op de sterke kanten van de patiënt?

Bied je hoop en win je vertrouwen?

9 Zorg je voor een vriendelijke begripvolle benadering?
10 Wek je een deskundige indruk?
11 Laat je de patiënt voelen dat je zijn problemen begrijpt?

Hoe ga je om met wanen en hallucinaties?

12 Stel je je vooral vragend op?
13 Ontken je de waarnemingen en overtuigingen van de patiënt niet?
14 Geef je ook geen bevestiging ervan?
15 Nodig je de patiënt uit om te onderzoeken wat hij bedreigend vindt?
16 Ga je na in hoeverre de patiënt openstaat voor andere manieren van omgaan met zijn klachten?
17 Help je iemand zich ook op de realiteit te oriënteren?

Help je iemand de touwtjes in handen te krijgen?

18 Ga je ervan uit dat allerlei 'onzinnig' gedrag ook een adaptieve component in zich heeft?

19 Help je de patiënt bij het concreet verwoorden van wat hij als het grootste probleem ervaart?

20 Vraag je de patiënt wat hij doorgaans zoal doet om zich beter te voelen?

21 Laat je de patiënt zijn eigen tempo en zijn eigen spoor volgen?

22 Maak je gebruik van registratie-opdrachten?

23 Respecteer je het territorium van de patiënt?

24 Zoek je het juiste evenwicht tussen over- en onderstimulatie?

Ben je betrokken maar blijf je toch jezelf?

25 Ga je niet over je eigen grenzen heen?

26 Voorkom je dat je blijft steken in kritiek op de patiënt of dat je overbetrokken raakt?

27 Ga je selectief met je aandacht om?

28 Zend je geen dubbele of onduidelijke boodschappen uit?

29 Voel je je veilig?

6 Oefentaak

De volgende oefening kun je gebruiken om praktische ervaring op te doen in het luisteren naar psychotische patiënten.

6.1 Instructie voor de oefening

De oefening gaat over het leggen van contact met een jonge vrouw die psychotische symptomen heeft en pas is opgenomen op een opnameafdeling van een psychiatrisch ziekenhuis.

Antoinette Hermans is 23 en derdejaars studente aan een sociale academie. Zij is eergisteren psychotisch gaan reageren. Na een training op school is ze helemaal in de war thuisgekomen. De training had als onderwerp: 'Jezelf zijn in relaties' en werd begeleid door een deskundige van buitenaf. Al tijdens de sessies reageerde Antoinette verward maar pas na enige tijd zag haar vriendin José het alarmerende ervan in. Zo wilde Antoinette tijdens de massage-oefeningen zichzelf helemaal uitkleden omdat ze zich nu 'voor het eerst van haar leven helemaal vrij voelt'. José wist dit te voorkomen.

Tijdens het opnamegesprek vertelt José dat Antoinette is veranderd in een psychologische spraakwaterval en met een onbegrijpelijk en misplaatst enthousiasme zichzelf analyseert. Ze komt tot lachwekkende 'inzichten' die in de ogen van José eerder schokkend zijn. Zo heeft Antoinette 'ontdekt' dat ze nooit echte liefde heeft gekend en niet geliefd is: 'Nooit, door niemand... leuk eigenlijk hè, niet geliefd en toch geleefd.. zie de wereld die me gegrepen heeft!' Ze lacht zich dan 'een stuip'. Ze zegt ook dat haar ouders haar willen laten verdwijnen omdat ze nu 'alles' weet.
Na de training heeft ze enkele spullen van haar kamer gepakt en is ze naar het studentenhuis van José gegaan. Daar is het een heel weekend crisis geweest. Het hele huis raakte in rep en roer. Uiteindelijk heeft een tante van Antoinette die in de buurt woont, op verzoek van de ouders ingegrepen.

Antoinette vertelt zelf een stormachtige ontwikkeling door te maken die ze helemaal doorleven moet omdat ze anders nooit echt uit haar ouders geboren kan worden. Ze slaat afwisselend stichtende en vijandige taal uit tegen iedereen die haar aandacht geeft. Ze hoort stemmen. Naar ze zelf zegt loopt er een 'meditatiebandje' door haar hoofd, dat haar voortdurend leermomenten aanreikt voor haar persoonlijke ontwikkeling. Het is een zachte stem waar ze bij vlagen geconcentreerd naar zit te luisteren. Daar

doorheen toeteren stemmen van klasgenoten die banale en ontmoedigende opmerkingen maken.
Antoinette wil haar jas niet uitdoen omdat er in het ziekenhuis 'een slechte atmosfeer' hangt. Ze vraagt regelmatig aan anderen of zij dat niet voelen en waarschuwt hen tegen de vernietigende kracht daarvan.

Dit alles vernemen wij van een collega die het opnamegesprek heeft gevoerd. Na een dag op de afdeling is Antoinette wat rustiger geworden. Ze heeft medicijnen gehad, maar de uitwerking zal nog een tijdje op zich laten wachten.

6.2 Instructie voor de patiënt

Leef je zo goed mogelijk in in de belevingswereld van Antoinette, probeer op je eigen manier uiting te geven aan de 'doorbraak' in haar beleving. Ga ervan uit dat je plotseling een kijkje hebt gekregen in 'je werkelijke zelf', alsof je opnieuw geboren bent. Je doorziet alle 'valse bedriegerij' waarmee volwassenen kinderen proberen te verleiden 'hun oorspronkelijke identiteit op te geven'.

6.3 Instructie voor de verpleegkundige

Je draagt zorg voor Antoinette. Ze is nog onrustig. Probeer contact met haar te krijgen en te houden. Ga er in deze oefening niet meteen van uit dat je een doelgericht gesprek gaat voeren. Stel je maar voor dat Antoinette nog lange tijd op de afdeling zal zijn en dat je contact op dit moment er een uit de vele dagelijkse momenten zal zijn. Het is wel een kennismakingsmoment.
- De belangrijkste opdracht die je meekrijgt is het contact zó vorm te geven dat Antoinette optimaal controle kan blijven houden over zichzelf en haar nieuwe situatie. Zorg dus in ieder geval dat jouw aanwezigheid en gedrag geen bron van onveiligheid zijn.
- Maak zelf een inschatting hoe lang het contact zal duren.
- Maak zoveel mogelijk gebruik van de gegeven aandachtspunten.
- Neem het gesprek op.

6.4 Nabespreking

Gebruik bij de nabespreking de aandachtspunten uit de observatielijst.

1. De verpleegkundige en de patiënt vertellen na de oefening hoe zij het vonden om dit gesprek te voeren. Doe dit kort. Blaas even stoom af.
2. Beluister samen met je groepsgenoten de geluidsopname. Schrijf ondertussen, aan de hand van de aandachtspunten, commentaar op, zowel positieve als negatieve kritiek.
3. De verpleegkundige vertelt eerst wat ze van haar gespreksvoering vindt. Ze begint met positieve kritiek.
4. Dan geeft de patiënt positieve kritiek en adviezen om het nog beter te doen. Ook algemene opmerkingen zijn welkom.
5. De groepsgenoten doen dit ook. Ze geven aanvullende kritiek.
6. Wissel van rol. Maak wat variatie in het gedrag en de belevingswereld van deze patiënte en oefen verder.

Literatuur

Van den Bosch R.J. *Schizofrenie: subjectieve ervaringen en cognitief onderzoek.* Houten: Bohn Stafleu Van Loghum, 1993.

Jenner J.A. *Directieve interventies in de acute en sociale psychiatrie.* Assen: Van Gorcum, 1988.

Van Meer R. *Leven met schizofrenie. Een handleiding voor familie, vrienden en andere betrokkenen.* Amsterdam: Sijthoff, 1988.

Penning E. *De wind is onzichtbaar: in de greep van innerlijke stemmen.* Ede: Zomer en Keuning, 1990.

Riemersma R.F. *De wereld van de fonen.* Haarlem: De Toorts 1990.

Riemersma R.F. Hoe praat je het best met geesten? *Tijdschrift voor Psychiatrie* 33, 1: 66 e.v., 1991.

Vandereycken, W, Hoogduin C.A.L., Emmelkamp P.M.G., red. *Handboek psychopathologie*, dl.1; 2e dr. Houten: Bohn Stafleu Van Loghum, 1994.

deel 2

Luisteren naar verwardheid bij ouderen

In dit tweede deel staan we eerst stil bij de aard en oorsprong van verwardheidsverschijnselen bij ouderen

Vervolgens gaan we uitvoerig in op het omgaan met dementerende ouderen en met verwardheid bij ouderen in het algemeen ziekenhuis.

7 Verwardheid: wat bedoelen we daarmee?

Inleiding

Ze zit op de rand van het bed en kijkt me met angstige ogen aan. 'Wie ben jij, wat kom je doen, hoe kom je hier?' Ik noem mijn voornaam en vertel dat ik kom om een bordje pap voor haar te maken. 'Daar geloof ik niks van, ik ken jou niet, ga maar weer weg!' is haar antwoord en ze maakt aanstalten om weer onder de dekens te kruipen. Ik zit nu op mijn hurken naast haar en laat mijn gezicht extra goed zien. 'Je hebt een mooie trui aan, is die nieuw?' zegt ze ineens op een vriendelijker toon. 'Ja die is nieuw,' zeg ik, 'ik vind hem zelf ook erg mooi. 'Ben jij een dochter van mij?' vraagt ze. Ik vertel dat ik altijd bij haar kom om haar te helpen en dat ik niet haar dochter ben. Intussen streel ik haar dunne grijze haar en ik merk dat ze daar wat kalmer van wordt. 'Ik lust wel een bordje pap,' fluistert ze in mijn oor.

Ik kom nu al een maand of drie dagelijks bij haar, maar iedere ochtend maken we weer opnieuw kennis met elkaar.

In onze Westerse samenleving bereiken mensen tegenwoordig vaker een hoge leeftijd, maar met de leeftijd neemt ook de kans op psychische aandoeningen groter. Niet iedereen krijgt daarmee te maken, maar het percentage ouderen dat kampt met symptomen van verwardheid en ontreddering is niet onaanzienlijk.

Ofschoon je bij verwardheid of psychische gebreken misschien meteen denkt aan dementie, is het niet juist om een oudere die zich verward gedraagt, meteen dement te noemen. De symptomen van verwardheid kunnen verschillende oorzaken hebben die elkaar ook kunnen beïnvloeden. Bij ouderen en hoogbejaarden is het psychisch evenwicht vervlochten met lichamelijke en sociale factoren en levensgebeurtenissen. In zekere zin maakt dit hen kwetsbaarder. Symptomen van verwardheid zijn dan ook moeilijk te herleiden tot één oorzaak of stoornis. Geen enkele oudere die zich verward gedraagt, is dus dement. Dementeren is een geleidelijk aftakelingsproces waarvoor geen remedie bestaat. Als een oudere depressief is kan zijn gedrag wel gaan lijken op dat van iemand die dementeert. Als deze depressie goed behandeld wordt kan zo iemand veel beter gaan functioneren. Hetzelfde geldt voor een delier: in zo'n geval is er meestal sprake van een lichamelijke ontregeling of aandoening, waardoor een kwetsbare oudere vrij plotseling psychisch ontregeld en in de war raakt. Ook deze symptomen lijken erg op wat we zien in een later stadium van een dementeringsproces. Als iemand in een toestand van delier lichamelijk weer op krachten komt, verdwijnen de symptomen meestal weer zonder veel sporen na te laten. Het is dus van belang dat je weet hoe de verwarring is ontstaan en eerst een zuivere diagnose te stellen voor je iemand dement noemt. Een dementeringsproces heeft immers een slechte prognose: het is niet omkeerbaar zoals een depressie of een delier.

Verpleegkundigen in algemene ziekenhuizen worden nogal eens geconfronteerd met verwarde oude mensen, die juist ontregeld zijn geraakt door de spanning en verandering die de opname teweeggebracht, of die psychisch ontregeld zijn door lichamelijke stoornissen, verkeerd medicijngebruik, eenzijdige voeding of uitdroging. Op zo'n moment kan het woord 'dementie' bepalend zijn voor het verdere verloop van de nazorg thuis en de conclusies die familieleden gaan trekken. Wees dus voorzichtig. Een 'juiste' diagnose is heel moeilijk te stellen. Een deskundige van een Riagg kan wel proberen een verkeerde diagnose te voorkomen.

In hoofdstuk 14 zullen we uitvoerig stilstaan bij de verschijnselen van acute verwardheid. We richten ons daarbij vooral op de oudere patiënt in het algemeen ziekenhuis, omdat juist bij deze groep het risico groot blijkt te zijn. Tabel 1 geeft de overeenkomsten en de verschillen tussen dementie, depressie en acute verwardheid.

Tabel 1
Overeenkomsten en verschillen bij de ziekte van Alzheimer, multi-infarct-dementie, acute verwardheid en depressie

	ziekte van Alzheimer	**multi-infarct dementie**	**acute verwardheid**	**depressie**
begin	sluipend	plotseling	plotseling	plotseling/ vrij plotseling
mogelijkheid tot genezing	nee	nee	ja	ja
verloop	langzame verergering	trapsgewijze verergering	volledig herstel mogelijk	volledig herstel mogelijk
ziektebesef	alleen in beginfase aanwezig	nog lang aanwezig	bij vlagen aanwezig	aanwezig
bewustzijn	helder	helder	niet helder	helder

(*ontleend aan Buijssen en Razenberg* 1991)

7.1 Gedesoriënteerdheid als gevolg van dementie

Hij loopt met een briefje op zak waarop in het forse handschrift van zijn vrouw staat geschreven waar hij woont en hoe hij heet. Lang heeft ze geprobeerd hem tegen te houden. Ze heeft voor de deur van de flat gestaan en hem als een kind de les gelezen met een brok in haar keel. In gedachten heeft ze de man waarmee ze al zestig jaar samenleeft al in het water zien liggen. Hij wil immers liever dood. Hij is 'dement' en begrijpt niet wat deze vrouw van hem wil. Hij wil naar buiten, zoals hij al jaren een uurtje wandelt, en hij wil dat alleen, zoals altijd. Hij kan uren aan zijn bureau zitten bladeren in het huishoudboek dat hij al die jaren zo nauwgezet heeft bijgehouden. Hij bladert heen en weer, krabbelt cijfers in de kantlijn, maar kloppen doen ze nooit. Volgende week wordt hij opgenomen, 'ter observatie' hadden ze wat geruststellend tegen haar gezegd.

Nu loopt hij daar, in een straat die hem steeds vreemder wordt met dat briefje waar hij het bestaan niet van vermoedt.

Bij een dementeringsproces is er sprake van een geleidelijk of schoksgewijs verloren gaan van verstandelijke vermogens. De oudere kan steeds moeilijker nieuwe informatie vasthouden en hij kan zich niet meer herinneren wat hij in het leven geleerd en ervaren heeft.

• In het begin gaat het vooral om nieuwe informatie, zoals namen, telefoonnummers, gesprekken en gebeurtenissen. Later vallen ook de minder recente herinneringen weg en herinnert hij zich nog alleen de dingen van vroeger.

• Hij raakt geleidelijk steeds verder gedesoriënteerd in tijd, plaats en persoon. Hij weet jaar en dag niet meer, het dagritme raakt verstoord en hij raakt het spoor bijster tussen gisteren en morgen.

• De oudere herkent zijn vertrouwde omgeving niet of is snel de weg kwijt en voelt zich verdwaald in een onbekende wereld. Veel verpleeghuisbewoners willen terug naar een thuis dat niet meer bestaat. Geleidelijk herkent de patiënt ook de mensen in zijn omgeving niet meer. Het lijken vreemden te worden. Ook valt het besef van wie men zelf is weg: je naam, je werk, met wie je samen leeft, enz.

• Er is een achteruitgang in het abstract denken. Ingewikkelde taken kunnen niet goed meer uitgevoerd worden, de bejaarde kan niet meer met geld omgaan en het wordt steeds moeilijker om een keus te maken. Hij krijgt steeds meer moeite met het vinden, herkennen en begrijpen van woorden (afasie en agnosie). Het communiceren wordt daardoor moeilijk. Ook kan hij moeite krijgen met het herkennen van bepaalde voorwerpen en er ontstaat een onvermogen om bepaalde handelingen uit te voeren (apraxie).

• Het wordt moeilijk om sociale situaties te beoordelen. Men weet niet meer wat gepast is. Woorden die hij vroeger nooit zou gebruiken komen naar boven (scheldwoorden, schuine grappen). Hij gaat zich verwaarlozen en doet het huishouden niet meer. Het sociaal gevoel gaat verloren. Vaak verandert de persoonlijkheid: zachtaardige mensen kunnen agressief uit de hoek komen, dwingende mensen worden misschien erg meegaand. Iemand kan heel andere dingen leuk gaan vinden.

• Er treden lichamelijke stoornissen op: loopstoornissen, slikproblemen, incontinentie, eetstoornissen, vermagering. Je zult begrijpen dat deze stoornissen iemand ernstig gehandicapt maken. Vanzelfsprekend gaat dit gepaard met gevoelens van onveiligheid, angst en ontreddering. Angstig, teruggetrokken of agressief gedrag komt bij dementerende mensen dan ook veel voor. Het kan een gevolg zijn van de stoornis zelf, maar het kan ook een reactie daarop zijn omdat de patiënt niet meer kan volgen wat er om hem heen en met hem gebeurt.

7.2 Een sluipend proces

Voordat iemand zo ernstig gedesoriënteerd raakt dat hij niet goed meer voor zichzelf kan zorgen, kunnen er jaren voorbij gaan waarin zelfs familieleden die weet hebben van de aard van de stoornissen van dementie, niet zien wat zich in stilte aan het voltrekken is. Meestal herkent men pas bij een terugblik de symptomen van achteruitgang.

De dementerende doet er vaak alles aan om zijn onvermogen te verbergen of te maskeren Vaak probeert hij met allerlei trucjes er toch nog het beste van te maken en zo zichzelf en anderen voor te houden dat hij nog heel goed meekan. Daarnaast lijken gezinsleden de eerste tekenen, maar ook de meer alarmerende symptomen te ontkennen. Hier volgen enkele voorbeelden van deze eerste signalen.

• De oudere geeft aan liever thuis te zijn in zijn eigen omgeving dan bijvoorbeeld op bezoek te gaan bij kinderen of kleinkinderen. De belangstelling voor de kleinkinderen neemt wat af.

• Hij (zij) is in gezelschap stiller en minder sociabel. Het lijkt erop dat hij zijn tijd uitzit. Hij doet weinig moeite om aan een gesprek deel te nemen.

• De oudere lijkt steeds slechter informatie vast te houden. Bij bezoekjes met een vrij korte tussenruimte lijkt het alsof hij niet heeft onthouden wat je verteld hebt. Familie- of gezinsleden kunnen daardoor het gevoel krijgen dat wat zij samen delen niet echt betekenis heeft voor de ander. Het contact lijkt onpersoonlijker te worden, zeker als het gaat om nieuwe ervaringen, feiten of zaken. Bij het ophalen van herinneringen uit een verder verleden is er veel meer het gevoel contact te hebben.

• Steeds vaker komen vragen terug waaruit blijkt dat de ander moeite heeft met het vasthouden van de lijn in de dingen en puzzelt over namen en feiten.

• Overal in huis (op de rand van de krant, op folders en losse briefjes) liggen korte aantekeningen: namen van familieleden, bekende Nederlanders, adressen van de kinderen, namen van ziekten, vroegere gebeurtenissen en gebruiksaanwijzingen van dingen in huis.

• De patiënt verbaast zich erover dat een bepaalde gebeurtenis alweer zo lang geleden is. Het lijkt erop dat de snelheid van de tijd hem steeds meer gaat ontglippen.

• De eigen leeftijd kan plotseling enige jaren achterlopen. De bejaarde verbaast zich er bijvoorbeeld over dat hij al 80 is, terwijl hij dacht 78 te zijn. Het lijkt wel of hij stilstaat op de lijn van de tijd.

• Vraagt men wat de kinderen doen en waar ze wonen, dan komen er verkeerde antwoorden. Deze fouten worden bij het verbeteren weggewoven met een 'O ja, natuurlijk!' Later lijkt de bejaarde erover door te piekeren en moeten steeds meer geheugensteuntjes worden gegeven om het piekeren tot rust te brengen.

• In moeilijke of angst oproepende situaties grijpt de oudere terug op een wijze van probleem-oplossen die stamt uit een vroegere levensperiode. Als de melk op is, zet hij bijvoorbeeld het lege karton bij de voordeur. De melkboer komt echter al vijftien jaar niet meer aan de deur.

• Het gebruik van huishoudelijke artikelen wordt minder efficiënt. Het huishouden wordt geleidelijk een rommeltje. Messen, scharen, sleutels, touwtjes, briefjes en medicijnen liggen op de meest onmogelijke plaatsen.

• Er treden incontinentieverschijnselen op – eerst voor urine, later ook voor faeces. De bejaarde schaamt zich voor deze 'ongelukjes'.

Juist door de geleidelijke teruggang, het verbergen en de ontkenning door de omgeving worden symptomen te laat herkend. Voor de gedesoriënteerde zelf is de confrontatie met het geheugenverlies erg pijnlijk. Hij probeert het eigen falen wel te verbloemen, maar er komt een moment dat dit niet meer kan. Neerslachtigheid, woede, angst, verdriet en machteloosheid kunnen dan een diepe depressie veroorzaken. Op die momenten verslechtert het functioneren nog verder; vaak ontstaat een negatieve spiraal, omdat nu ook de omgeving zich vaak intensief met de oudere gaat bemoeien.

Mijn moeder werd heel erg dwingend en kon bijna niets meer. Er is toen iemand van de gezinszorg gekomen voor een uur of twee iedere dag. Maar mijn moeder wilde geen vreemde mensen over de vloer. We hebben dat toen toch doorgezet. Ze was lastig en onfatsoenlijk en er zijn heel wat verzorgers geweest die het niet aankonden. We dachten eerst dat moeder wel weer de oude zou worden, maar het is eigenlijk nooit meer goed gekomen. Omdat we ons schaamden voor de rommel in huis en voor de vieze keuken, hebben we toen in een paar dagen het hele huis opgeknapt en de keuken helemaal verbouwd. Maar mijn moeder was er helemaal niet blij mee. Achteraf gezien doe je die dingen toch voor de buitenwereld. Je wilt toch niet dat het huis er zo verwaarloosd en schamel uitziet. Mijn moeder heeft geen voet meer in die moderne keuken gezet. Hij zal haar wel volkomen vreemd zijn geworden.

Het is toen eigenlijk alleen maar bergafwaarts gegaan. Ze deed uiteindelijk helemaal niets meer en haar verwardheid werd almaar erger. Ik denk achteraf dat die paar dagen in het ziekenhuis en alle veranderingen daarna te ingrijpend voor haar zijn geweest. Misschien was er met haar al veel langer iets aan de hand en heeft ze zich voor die tijd in haar vertrouwde omgeving nog redelijk kunnen handhaven.

Overbezorgdheid, kritiek, betutteling en goedbedoelde maar onbezonnen reacties roepen bij ouderen zelf meestal veel afweer, verontwaardiging en verzet op. Bij familieleden is deze eerste confrontatie met het slechter functioneren van de oudere vaak het begin van een langdurig rouwproces.

7.3 Stadia in het dementeringsproces

Bij een sluipend proces zoals dementie zien we het functioneren geleidelijk (soms ook dramatisch snel) verslechteren. Steeds zien we een veranderend niveau en ander gedrag. Er is getracht in dit proces van aftakeling verschillende stadia te onderscheiden om daarmee ook de behoeften van de dementerende oudere beter te kunnen inschatten. Er zijn lichte, matige en ernstige vormen van desoriëntatie. Toch is het moeilijk het functioneringsniveau in zo'n indeling vast te leggen.

Er zijn veel verschillende indelingen in omloop. Tegenwoordig worden de stadia van Naomi Feil veel genoemd, maar de indeling die zij maakt is niet consequent: voor elk stadium hanteert zij andere aspecten en begrippen. Wij kiezen hier voor een globale indeling in drie stadia: beginnende dementie, gevorderde dementie en het eindstadium. Je moet echter blijven beseffen dat de gedragsveranderingen als geheel en het proces van dementeren moeilijk in stadia te vangen zijn. De indeling kan je wel enig houvast geven in het bepalen van je benadering.

8 Visies op verward gedrag bij ouderen

Over het gedrag van dementerende ouderen is veel geschreven en nagedacht. Vooral de betekenis van het gedrag heeft veel discussie opgeroepen. Waarom willen zoveel ouderen terug naar huis, willen ze weten wat er met hun ouders is gebeurd, waarom worden ze zo in beslag genomen door de buurt, door pijnlijke ervaringen, angst en rusteloos zoeken? In dit hoofdstuk bespreken we kort drie visies. Ze belichten het gedrag vanuit een andere invalshoek, geven op zich geen compleet beeld van de problematiek, maar vullen elkaar wel heel goed aan. We bedoelen hier de informatie-technische visie, de visie van de persoonlijke groei en de gehechtheidsvisie.

8.1 Oude bestanden en intieme dagboeken: de informatie-technische visie

Huub Buijssen (1989) heeft eens een mooie vergelijking gebruikt om het voortschrijdende dementeringsproces inzichtelijk te maken. Hij zag het geheugen van een mens als een reusachtige bibliotheek, waar in talloze dagboeken jaar na jaar ons leven verder opgetekend wordt. Vanaf ons derde levensjaar schrijven we die dagboeken al helemaal zelfstandig vol. Vooral in onze jeugdjaren schreven we intens alle nieuwe en frisse ervaringen heel gedetailleerd op. Alles maakte diepe indruk, alles was nog nieuw en werd voor de eerste maal beleefd. Naarmate we ouder worden blijven veel dingen nieuw, maar het schrijven gaat ook op herhalen lijken. De intensiteit gaat er wat af en de dagboeken van ieder nieuw jaar worden al wat dunner.

Als mensen dementeren, aldus Buijssen, gebeuren er twee ingrijpende dingen. Het eerste is dat er nog maar heel weinig geschreven wordt. De meest recente dagboeken vertonen heel veel lege bladzijden of blijven onbeschreven. In termen van de geheugenfunctie kun je zeggen dat het inprenten van nieuwe informatie in het langetermijn-geheugen steeds moeizamer verloopt. Er treden hiaten op. Iemand heeft grote stukken ervaring niet in zich opgenomen. In de tweede plaats vallen er boeken van de plank, die verloren gaan. Dit zijn de dagboeken die nog onlangs met wat indrukken zijn aangevuld. De demente oudere kan ze echter niet meer vinden. Soms krijgt hij er weer even een in handen, maar kort daarna is hij ze voorgoed kwijt.

Zo gaat dit proces verder. Er wordt weinig meer opgenomen en steeds meer stukken uit het persoonlijk levensgeheugen gaan verloren. De recente geschiedenis, het leven van een jaar geleden, van het jaar daarvoor raakt verloren.

Wat er uiteindelijk overblijft zijn de ervaringen die diep in ons geheugen zijn geprent. Het zijn de dingen die we in onze vroegste jeugd hebben gezien, gehoord, geleerd en ervaren, die ons als kind gevormd hebben en ons eigen zijn geworden. Ook de ervaringen waarmee we heel vertrouwd zijn geworden – bepaalde gewoonten, bijzondere vaardigheden, de dingen waarin we uitblonken, de 'stokpaardjes' in ons leven – blijven ons langer bij. Meestal gaat het dan om dingen die veel betekenden voor ons gevoel van eigenwaarde: de zorg voor de kinderen, het werk, onze hobby's en de relatie met belangrijke anderen.

Maar ook de meest ingrijpende momenten in ons leven blijven lang bewaard. Het zijn de ervaringen die omgeven zijn met angst, tederheid, haat, schaamte en verdriet. In dat gedeelte van ons geheugen staan de verlangens met betrekking tot onze ouders opgetekend, de liefde en de afwijzing die ons ten deel zijn gevallen, onze eerste verliefdheid, de eerste seksuele ervaringen, onze schuldgevoelens daarover, de blijde en verdrietige ervaringen, wat we verloren hebben, wat we vierden, onze successen, teleurstellingen en trauma's. Voor de ouderen van de huidige generatie staan daar dus ook de oorlogsjaren opgetekend, de honger en de angst, het schuldgevoel en de haat; voor een Zeeuwse boer de watersnoodramp van 1953.

Bij ons op de afdeling woonde een demente man die vaak panisch reageerde als de werksters bij ons het zeil dweilden. Later bleek dat hij erg bang werd omdat de natte kringen op de vloer hem terugbrachten in de sfeer van de nacht dat hij zag hoe het water rond zijn boerderij in kringen dichterbij kwam tot het uiteindelijk zijn hele woning overspoelde.

Hoewel de vergelijking tussen de werking van ons brein en die van een computer op veel punten mank gaat, zou je kunnen zeggen dat iemand die dementeert slechts met verouderde 'bestanden' zijn meest recente informatie kan verwerken. We hebben gezien dat het gaat om bestanden die vooral een emotionele inhoud hebben, sterk gekleurd zijn door oude levensgewoonten en gevuld zijn met informatie die centraal stond in de zelfwaardering. Dit leidt vanzelfsprekend tot grote verwarring. Alles wat de demente patiënt in zijn huidige situatie probeert te begrijpen krijgt steeds meer een emotionele en persoonlijke kleur en steeds vaker voelt hij zich ontheemd.

Het is dan ook heel begrijpelijk dat iemand met dementie erg gevoelig is voor aspecten van zijn omgeving en voor ervaringen die gelijkenis vertonen met wat er in die overgebleven bestanden beschreven staat. Als je die persoonlijke, diepergaande ervaringen niet kent, wordt het gedrag onbegrijpelijk. Heb je enig idee van wat hij in zijn leven meemaakte en wie hij was, dan zie je plotseling dat zijn gedrag heel aangepast is, en dat hij eigenlijk probeert het onbekende te begrijpen vanuit datgene wat hij nog wel aan informatie beschikbaar heeft. Daarom ook zie je bij deze mensen belangrijke thema's in hun leven steeds weer naar boven komen: een overleden kind, de Arbeitseinsatz, een verloren liefde, jaloezie en roddel in de buurt, een belangrijke positie in het werk, ruzie met de buren... Deze kijk op de betekenis van verward gedrag noemen we de informatie-technische visie.

Er zijn ook andere zienswijzen. Dat brengt ons bij het werk van Naomi Feil.

8.2 Verwerken wat nog niet verwerkt kon worden: een visie vanuit persoonlijke groei

Naomi Feil is een Canadese groepswerkster die vanuit haar ervaring met gedesoriënteerde ouderen een eigen visie op de betekenis van 'verward' gedrag bij ouderen heeft ontwikkeld. Ze heeft een eigen methode voor het omgaan met gedesoriënteerde ouderen beschreven, die *Validation* wordt genoemd. Volgens Naomi Feil ontstaan er in de zorg voor oude verwarde mensen vaak zoveel misverstanden en conflicten omdat de oudere zich onbegrepen en niet gerespecteerd voelt. Veel verwarde oudere mensen, zo is haar ervaring, trekken zich terug in hun eigen persoonlijke herinneringswereld. Voor veel ouderen is de confrontatie met de eenzaamheid, de lichamelijke achteruitgang en het verlies aan zelfstandigheid in hun laatste levensfase moeilijk te dragen. Zij zoeken hun houvast in het leven dat ze geleefd hebben, het werk dat ze deden, de zorg en inspanningen die ze zich getroost hebben, en in het leven met hun partner, kinderen, ouders en andere dierbaren. Ze vinden in die herinneringswereld echter niet alleen houvast, maar worden er ook geconfronteerd met onverwerkt verdriet en met de pijn van de trauma's en tegenslagen die op hun levenspad kwamen. Op de drempel van hun levenseinde staan veel oude mensen dus ook voor de opgave om datgene wat ze destijds niet konden verwerken alsnog af te ronden.

Naomi Feil gaat ervan uit dat dit vooral speelt bij ouderen die de teleurstellingen en tegenslagen in hun leven (trauma's, verlies van dierbaren, van werk, maatschappelijke positie) niet voldoende hebben kunnen of willen verwerken. De gevoelens, emoties en moeilijkheden hebben zij min of meer ontkend of verdrongen, omdat ze geen mogelijkheden zagen om er anders mee om te gaan. Deze mensen, aldus Feil, hielden vaak vast aan wat 'hoorde', aan wat 'gepast' en 'fatsoenlijk' was. Vaak stelden zij zich erg in op wat anderen van hen verwachtten. De tegenslag van de ouderdom, de handicaps, ziek-zijn, afhankelijkheid, verlies aan waardering en respect, isolement en verveling vormen voor deze ouderen de prikkels die weggestopte gevoelens en verdrongen ervaringen uit vroegere levensfasen opnieuw oproepen.

Naomi Feil beschouwt het verwarde gedrag van oudere mensen als doelgericht. Ze worstelen met de opgave om tegen het einde van hun leven onverwerkte levensopgaven, verdriet, pijn en tegenslag, te verwerken. De validation-benadering probeert hen daarbij te helpen. Op dit punt krijgt Feil veel kritiek. Het blijft een omstreden punt of ouderen in de laatste levensfase geholpen kunnen worden om alsnog 'onafgemaakte zaken' te verwerken. Wel wijzen de ervaringen met validation in ons land uit dat een respectvolle, tolerante en empathische houding veel gedesoriënteerde ouderen helpt zich veiliger te voelen. Dat komt tot uitdrukking in minder conflicten in de omgang, meer zinvolle communicatie, meer rust in het gevoelsleven en meer aanvaarding van de levenssituatie.

In ons land beschouwt men de validation-visie meer als een benadering in de omgang met gedesoriënteerde ouderen dan als een therapie. Feil zelf gaat ervan uit dat validation als therapie de mogelijkheid biedt de verwarring terug te dringen. Opmerkelijk is ook haar opvatting dat veel verwarde oude mensen niet aan het dementeren zijn, maar dat hun verwardheid beter begrepen kan worden vanuit het 'gevecht' dat ze zijn aangegaan met onafgemaakte zaken in hun leven. Feil gaat er wel van uit dat de afgenomen lichamelijke vermogens van (zeer) oude dove, blinde of zieke mensen om zich te kunnen oriënteren een belangrijke rol spelen in het zich terugtrekken in hun herinneringen.

8.3 Terug naar huis, terug naar moeder: de gehechtheidsvisie

Een derde zienswijze ziet het verwarde gedrag als een wanhopige poging zich geborgen te voelen in de nabijheid van de eigen gezinsleden, de partner en later ook de eigen ouders. Deze zienswijze gaat uit van de fundamentele behoefte zich met tenminste één ander mens verbonden te weten. Deze verbondenheid kan de demente bejaarde niet meer ervaren omdat hij deze vertrouwde anderen verloren heeft, en de mensen die er wel voor hem zijn niet meer als vertrouwd herkent.

De Engelse psychiater John Bowlby heeft een uitvoerige studie verricht naar het hechtingsgedrag van dieren en mensen. Hij beschouwt het streven van mensen naar langdurige intieme relaties als een van de belangrijkste drijfveren achter veel menselijk gedrag. Niet alleen in de kindertijd maar hun hele leven proberen mensen een veilige thuishaven te creëren door een band met andere mensen aan te gaan. Als zo'n band wordt verbroken door scheiding of dood ontstaan er sterke gevoelens van rouw. Verzet, protest, zoekgedrag, apathie en verdriet maken duidelijk hoe sterk iemand met die ander verbonden is geweest. De basis voor het ontwikkelen van zo'n band wordt gelegd in de kinderjaren.

Bowlby gaat ervan uit dat het hechtingsgedrag van een kind aangeboren is. Die gehechtheid zorgt ervoor dat het kind zich terugtrekt in de beschermende omgeving van de moeder als het zich angstig of onzeker voelt. Vanuit die veilige haven vormt het kind zijn basisvertrouwen en kan het zijn omgeving en de wereld leren kennen. Naarmate de ervaring en de kennis van het kind groeit, kan het meer op eigen benen gaan staan. Toch zal het ook op latere leeftijd steun zoeken bij anderen die iets van diezelfde geborgenheid kunnen geven die hij aanvankelijk in relatie tot zijn moeder heeft ervaren.

Het proces van dementie berooft iemand voor een groot deel van zijn vermogen te vertrouwen op zijn eigen kennis en ervaring. Hij komt in een onherkenbare vreemde wereld. De angst die dit oproept zal het hechtingsgedrag sterk activeren. De belangrijkste bron van geruststelling zal hij echter alleen kunnen vinden in het beeld dat van zijn ouders of partner in zijn herinnering bewaard is gebleven. Dit verklaart dat dementerende bejaarden vaak onophoudelijk op zoek zijn naar hun ouderlijk huis, naar de plaats waar zij werden geboren en naar hun moeder, kortom naar een thuis waar zij zich beschermd en geborgen voelen.

8.4 Het centrale gegeven: primaire gevoelens

Vanuit welke invalshoek je het gedrag van dementerende ouderen ook wilt bekijken, er is één duidelijk gegeven: de beleving van de wereld wordt steeds meer gekleurd door de primaire gevoelens. De ervaringen die in het leven centraal hebben gestaan en alle emoties die daarmee verbonden zijn, gaan steeds meer ruimte innemen. Met deze ervaringen kan de oudere maar gedeeltelijk greep krijgen op zijn huidige situatie. Daarnaast zijn er de ervaringen uit het verleden die niet verwerkt konden worden en ergens zijn blijven hangen. Ze gaan nu onverwacht een eigen leven leiden. Het is begrijpelijk dat de angst en ontreddering die hierdoor opgeroepen worden een sterke behoefte aan geborgenheid doen ontstaan. Als deze geborgenheid niet meer gevonden kan worden in de nabijheid van de partner, de ouders of in het ouderlijk huis, zal gezocht moeten worden naar een omgeving en benadering die aan dit verlangen zo goed mogelijk tegemoetkomen. Dat brengt ons bij een belangrijk uitgangspunt in de communicatie met dementerende ouderen. Bij het voortschrijden van het dementeringsproces wordt communicatie meer en meer *gevoelscommunicatie*. Aanraking, warmte, tederheid, moederlijkheid en sfeer zijn daarom zo belangrijk. De zorgzaamheid die je in je gedrag tot uitdrukking weet te brengen, vormt de basis van het contact.

8.5 Het proces van dementeren: toenemende ontreddering

Een dementeringsproces verloopt lang niet zo voorspelbaar als veel indelingen in stadia of fasen willen doen geloven; bij iedere patiënt liggen de accenten weer anders. Ook kan het beeld van de dementie worden vertekend door de aanwezigheid van andere aandoeningen. Depressieve reacties in de beginfase van het proces kunnen het functioneren ernstig ondermijnen. Zo'n depressieve toestand kan voortkomen uit het besef dat het functioneren achteruit gaat, hij kan het gevolg zijn van eenzaamheid en isolement of van lichamelijke ontregelingen. Meestal gaat het om een samenspel van invloeden. We zagen al dat verwardheid ook kan ontstaan door lichamelijke ziekten, stoornissen in allerlei vitale functies, vergiftiging, uitdroging, verkeerd medicijngebruik e.d. Deze verwardheidstoestanden kunnen tijdelijk of voor langere tijd het gedrag van een demente patiënt veel ernstiger ontregelen dan het dementieproces zelf zou doen verwachten.

Hieronder spreken we over 'stadia' in het proces van dementeren, maar het is van belang dat dit samenspel van factoren steeds in het oog wordt gehouden. Als je alle verschijnselen gaat toeschrijven aan het dementeringsproces, loop je het risico invloeden over het hoofd te zien die met een grondig lichamelijk onderzoek, behandeling en medicatie in andere banen te leiden zijn.

8.6 Problemen met het gedrag van oudere mensen die dementeren

Gisteren wilde ik moeder wassen en helpen met haar nachtjapon. Ze ging vreselijk tekeer. Ze schold me uit voor rotte vis en sloeg wild om zich heen. Ik ben meteen gestopt. Ze heeft de hele dag in haar vuile nachthemd gelopen. Het hele huis ruikt er naar. Als ze weer zo tegen me uithaalt, probeer ik maar zo rustig mogelijk te blijven. Gisteren probeerde ze me te schoppen en toen ik weg wilde gaan dreigde ze dat ze het water in zou lopen. Ze weet soms niet meer dat ik haar dochter ben, maar op andere momenten lijkt het erop dat ze me met haar 'vergeetachtigheid' het bloed onder de nagels vandaan wil halen.

Hoewel stoornissen in het geheugen veelal de basis vormen van verward gedrag bij ouderen, zijn de echte moeilijkheden in de omgang met demente patiënten vaak afhankelijk van de persoonlijkheid van de patiënt en de invloed van de omgeving en de nieuwe levenssituatie.

De persoonlijkheid

De problemen die iemand in de omgang geeft zijn vaak veel beter te begrijpen als je nagaat hoe iemand vroeger was. Als iemand bijvoorbeeld altijd erg dominant is geweest, altijd alles wilde onder zijn voorwaarden, dan kan hij, als hij dementieverschijnselen gaat vertonen, tot in het absurde zijn eisen gaan stellen. Het kan voor hem heel moeilijk zijn om zijn achteruitgang te accepteren. Zo'n bejaarde kan een enorme last zijn voor zijn omgeving.

Mijn moeder is altijd een enorme dwingeland geweest. Ze wist mijn vader ook heel goed te bespelen. Ze was een heel knappe ingebeelde zieke als ze onder iets uit wilde komen. Toen ze ging dementeren werd dit almaar erger. Ze belde me maandenlang wel tien keer per dag op. Dan moest ik komen. Ik was toch haar dochter en dan doe je dat toch voor je moeder. Bij ieder akkefietje draafde ik op. Bij vlagen kon ze niets. Ik mocht het huis niet opruimen, ik moest dit en ik moest dat... Van mijn zus heeft ze nooit iets willen weten. Die belde ze dan ook nooit. Nee, ze moest mij hebben.

Als ik er dan weer was, wilde ze niet dat ik wegging. Ik weet niet of ze bang was. Eerder boos, verontwaardigd en agressief. Ik was 'niet getrouwd', ik had 'toch niets te doen', dus ik moest maar bij haar komen wonen. Nog een geluk dat ik daar niet gek van geworden ben.

Het is goed om bij de beoordeling van het gedrag ook rekening te houden met levenservaringen die een grote invloed kunnen hebben gehad op de persoonlijkheidsontwikkeling. Zo kunnen traumatische ervaringen in de vroege jeugd er de oorzaak van zijn dat iemand op een bepaalde manier met zichzelf en anderen omgaat, een stijl die ook zijn levenshouding in latere levensfasen sterk heeft beïnvloed.

Over seksueel geweld wordt tegenwoordig open gesproken en daardoor kan de indruk ontstaan dat zoiets vroeger niet voorkwam. Vele vrouwen echter die nu tot de generatie hoogbejaarden behoren, hebben ook zulke vernederende en traumatiserende ervaringen gehad. Bij dementerende ouderen kunnen deze trauma's weer naar boven komen alsof ze opnieuw worden beleefd. De psychische kracht is vaak zover afgenomen dat men er geen verweer meer tegen heeft. Ook andere ervaringen met geweld en oorlogservaringen kunnen iemand overspoelen en een aanleiding vormen voor gedragsproblemen die je niet kunt begrijpen als je de levensgeschiedenis van de betrokkene onvoldoende kent.

Het is belangrijk om je in de dagelijkse zorg af te vragen of zoiets een rol zou kunnen spelen. Verzet tegen de verzorging en allerlei probleemgedrag zijn vaak beter te verklaren als je rekening houdt met het verdriet, de woede en de schuldgevoelens die door de pijn van deze traumatische ervaringen zijn opgeroepen.

Toen mijn moeder steeds maar 'vuile viezerik' tegen me bleef roepen en niet wilde dat ik een vinger naar haar uitstak, ben ik eens gaan nadenken. Mijn moeder is lang dienstmeisje geweest in het gezin van een notaris die een zoon had, waar ik haar lang geleden wel eens geheimzinnig met een tante over heb horen smiespelen. Ze woonde bij dat gezin in huis. Ze had een zolderkamertje en daar zat ze dan als meisje van zeventien, honderd kilometer van huis.

Wat kan er toen zijn gebeurd? Zoiets waarover in bedekte termen geschreven wordt in de romans van Frederik van Eeden uit die tijd?

De omgeving: onveiligheid en vernedering

Bij veel demente patiënten zijn de problemen ook beter te begrijpen vanuit de situatie waarin ze verkeren. Velen missen de basisveiligheid die ieder mens nodig heeft om zich niet angstig en verloren te voelen. In tehuizen en gezinnen ontstaan vaak spanningen omdat men elkaar afstoot of in eenzaamheid moet leven. Voor veel demente patiënten is dit moeilijk te verteren. Ook de confrontatie met vreemde, jonge verzorgers die heel intieme dingen bij je moeten doen, die je aanwijzigingen geven, je terechtwijzen of commanderen is voor velen vernederend.

We zetten deze invloeden op het gedrag van de dementerende oudere hier als aandachtspunt nog even op een rijtje. Gedragsproblemen van dementerende ouderen komen voor een deel voort uit hun verstandelijke handicap, en voor een ander deel uit de volgende factoren:

- de karakterstructuur van de oudere voordat hij verward raakte
- traumatische ervaringen die nog steeds levend zijn
- een gevoel van onveiligheid, ongeborgenheid en een tekort aan warmte
- krenking van hun gevoel van eigenwaarde en zelfrespect

- opstandigheid ten aanzien van eigen machtelooosheid
- reacties op het verlies van gezin, partner, werk, eigen huis
- de confrontatie met storend of beangstigend gedrag van anderen
- ontbreken van eigen veilig territorium
- overvraagd worden of juist te afhankelijk worden gemaakt

In de volgende hoofdstukken volgen we de dementerende mens in het proces van veranderingen dat zich in zijn leven voltrekt. We brengen in kaart wat het meest opvalt in de belevingswereld en het functioneren als het proces voortschrijdt. We maken een globale, maar bruikbare indeling: het stadium van beginnende dementie, het stadium van gevorderde dementie, het eindstadium. Uitvoerig zullen we stilstaan bij belangrijke aandachtspunten in de communicatie.

9 Beginnende dementie: gaten in het mozaïek van het persoonlijk leven

Ik loop door het huis. Zoek ik iets, verwacht ik iemand, wat wilde ik doen, wat gaat er gebeuren? Doelloos en toch gedreven door iets wat ik af en toe, als in een flits te pakken heb. Oja, de krant uit de brievenbus. Maar dan begint het weer, die rusteloosheid dat er nog iets meer moest, maar wat ook weer...?

Ik dwing mezelf tot rust. In mijn stoel even overdenken wat er zou kunnen zijn. Het lukt me niet meer, denk ik hardop en er schiet een alarmerende angst in me naar boven. Ik kijk naar de dingen op tafel en probeer hun vormen en gebaren steeds opnieuw te lezen, maar ze blijven minder vertrouwd dan ze eigenlijk moeten zijn. Dat is de theepot van thuis, de suiker... en dat zwarte ding... iets van de televisie. Blijf maar zitten, spreek ik mezelf moed in, anders glijdt het allemaal uit je handen...

Het is verwarrend en beangstigend te ontdekken dat je verdwaald aan het raken bent in de kleine plannetjes en activiteiten die het dagelijks leven zo vertrouwd en voorspelbaar maken. Opstaan, wassen, aankleden, het ontbijt, de krant die in de bus glijdt. Terwijl je ze allemaal wilt volgen en de draad nog maar net hebt opgepakt, raak je de lijn erin kwijt. Je komt jezelf ergens in huis tegen en je vraagt je af wat je daar doet, wat je gestuurd heeft, wat je daar heeft gebracht. Je merkt dat die dingen je ontglipt zijn en je weet niet waar. Je zoekt de draad terug, onrustig en opstandig, maar ergens halverwege houd je het losse eind ervan in je hand. Je realiseert je dat er een antwoord moet zijn. Soms kun je dat antwoord bijna grijpen, dan is het weer weg...

Een beginnend dementeringsproces confronteert iemand met een ingrijpende verandering in zijn vermogen de draad van het leven, van de tijd, van de intenties achter zijn gedrag en van de betekenis van de dingen en gebeurtenissen vast te houden. Als hij ontdekt dat zich zo'n proces in hem aan het voltrekken is, komen angst, paniek, ongeloof en verzet naar boven. Het leven wordt een puzzel waar al je energie in gaat zitten. Hoe meer je je inspant hoe slechter de stukjes lijken te passen. Wat kun je doen om die macabere betovering te doorbreken? Stil gaan zitten en alles nog eens goed overdenken, doen alsof er niets aan de hand is, hopen dat het weer overgaat?

Deze ervaringen grijpen diep in in het zelfgevoel en het zelfvertrouwen. Ze brengen iemand innerlijk aan het wankelen en confronteren hem met een groot persoonlijk verlies: het verlies van controle over zijn dagelijks leven en van een lang gekoesterd zelfbeeld. Met vallen en opstaan probeert de patiënt met dit verlies om te gaan. Hij zal het willen ontkennen, willen verbloemen, zoeken naar een manier om het te compenseren of verzachten. Hij zal de catastrofe die zich in zijn leven voltrekt binnen zekere grenzen willen houden. Hij zal zich ertegen verzetten en bij vlagen opstandig zijn. Als deze reddingspogingen mislukken, is er angst, paniek, wanhoop en verdriet: de patiënt ontdekt dat de greep die hij op het leven had steeds losser wordt. Dit rouwproces kan zich in stilte voltrekken en wordt vaak door de directe omgeving niet opgemerkt. Meestal doet de betrokkene zelf alle moeite om wat hij merkt verborgen te houden. Hij wil zijn zelfstandigheid en bovenal zijn zelfrespect niet verliezen. Daarbij wordt hij vaak geholpen door de mensen die hem dierbaar zijn, omdat ook zij de signalen vertekenen of ontkennen.

Omdat het proces zich geleidelijk voltrekt is het ook begrijpelijk dat alle partijen lange tijd kunnen zweven tussen de overtuiging dat er niets aan de hand is en momenten van grote bezorgdheid. Er is immers zoveel ruimte voor ontkenning en vertekening dat de gevolgen van het proces zelf en de rouw over het verlies lang verdoezeld en uitgesteld kunnen worden. Het kan dan ook een hele tijd duren voordat men beseft hoe ernstig de situatie is. Als de patiënt voortijdig op zijn tekortkomingen wordt aangesproken, roept dat dan ook vaak veel verzet en weerstand op.

Het is een hele kunst om de moeilijkheden die je signaleert tactvol bespreekbaar te maken. Welk moment kies je om erover te beginnen en wat kun je doen om iemand te helpen zijn leven zo te organiseren dat hij er voldoende greep op kan houden? In de volgende paragrafen willen we proberen op deze vragen een antwoord te geven. We geven echter eerst een beknopt overzicht van de *kenmerken* die in dit stadium op de voorgrond staan.

De dementerende patiënt

- kan nieuwe informatie moeilijk vasthouden; informatie uit het minder recente verleden gaat steeds meer verloren
- klampt zich vast aan de huidige realiteit
- is zich ervan bewust dat er met hem iets niet in orde is
- ontkent de verwarring en de geheugenproblemen door ze te verbloemen, nieuwe situaties te vermijden en trucjes te gebruiken
- verzet zich tegen verandering
- is vaak achterdochtig en beschuldigend
- voelt zich angstig en gespannen
- wil ten koste van alles zijn zelfrespect en aanzien behouden
- rouwt om het dreigende verlies van zelfstandigheid en ervaart daarin verzet, woede, wanhoop en verdriet
- kan zich zonder begeleiding moeilijk meer redden

9.1 Help het zelfrespect te bewaren

Voorop staat dat het zelfrespect en het zelfvertrouwen niet onnodig ondermijnd mogen worden. Realiseer je dat de verwerking van het controleverlies schoksgewijs verloopt. Wat de patiënt op het ene moment vermijdt, ontkent of vergoelijkt, kan op andere momenten verdriet, vertwijfeling en wanhoop oproepen. Dat is bij ieder rouwproces zo.

Probeer te volgen hoe de patiënt de situatie hanteert
Als je merkt dat iemand vastloopt in de zorg voor zichzelf en de bezigheden van het dagelijks leven, is het nodig te volgen hoe hij hiermee probeert om te gaan. Wat je signaleert kun je het beste zo feitelijk mogelijk benaderen, bijvoorbeeld: 'Ik merk dat u soms erg in gedachten bent, mag ik vragen hoe dat komt? Hebt u wel eens het gevoel dat het leven van alledag minder gemakkelijk verloopt dan vroeger? Hebt u wel eens het gevoel dat u meer moet nadenken bij wat u dagelijks doet? Vergeet u wel eens iets? Komt dat vaak voor? Wat doet u dan? Bent u goed in onthouden? Hoe was dat vroeger? Als we ouder worden gaat dat soms minder goed, is dat bij u soms ook zo?'

Meestal roepen deze vragen terecht achterdocht op. 'Waar komen deze vragen uit voort en wat wil je van me? Stel dat ik toegeeft dat het allemaal minder gemakkelijk gaat, wat gaat die ander er dan mee doen? Het is heel begrijpelijk dat iemand zo denkt. Als een verpleegkundige of dochter deze vragen stelt, kan het gevoel ontstaan dat hij ongewild in een afhankelijke positie wordt geplaatst: zijn ze al met je bezig alsof je hulpbehoevend bent geworden? Denken ze al aan een verzorgingshuis? Zijn ze uit op je huis, je spullen en je geld? Het is heel begrijpelijk dat je dan achterdochtig wordt en ten koste van alles de schijn hoog wilt houden dat alles nog prima gaat.

Geef duidelijk aan waarom je zoveel vragen stelt
Het is dan ook heel belangrijk aan te geven wat je met het aanroeren van deze dingen eigenlijk bereiken wilt. Is het uit belangstelling of heb je al een beeld gevormd en stuur je erop aan dat de ander zal inzien dat hij hulp nodig heeft? Als je met een verborgen agenda het contact aangaat zal het het lang duren voor je een betrouwbaar beeld krijgt van de manier waarop iemand functioneert en de hulp die hij best zou willen aannemen als hij er de consequenties van kon overzien.
Overbezorgdheid en geheime doelstellingen beroven iemand van zijn zelfstandigheid en zelfrespect. Doordat de alarmerende verschijnselen vaak onverwacht zichtbaar worden, is het moeilijk om geleidelijk een vertrouwensrelatie op te bouwen. Op een moment van crisis wordt de oudere dan ook vaak overvallen door de bezorgdheid van partners, kin-

deren en vreemde hulpverleners die hem van de ene dag op de andere tot zieke of seniele oudere kunnen maken.

Zoek vroeg contact

Het is zinvol al contact te zoeken op het moment dat het nog 'goed' gaat en je oprechte belangstelling te tonen voor de manier waarop iemand het weet te redden. In die fase is het vaak veel beter mogelijk om te praten over de gedachten die hij heeft over een toekomst waarin het misschien wat minder goed kan gaan. Je kunt dan denken aan preventieve huisbezoeken waarbij je vooraf duidelijk aangeeft wat je bespreken wil en vertelt welke mogelijkheden er zijn om hulp te krijgen. Leg daarbij de nadruk op de keuzevrijheid. Als je iemand voortijdig als onbekwaam of hulpbehoevend gaat beschouwen is de basis al gelegd voor veel verzet en onnodige afhankelijkheid. Het ondermijnt het functioneren vaak ingrijpend.

Gebruik de omgangsvormen die passen in de benadering van ouderen

- Zeg 'u', 'mevrouw' of 'meneer' en noem de achternaam. Vraag om toestemming voor het gesprek of contact zoals je dat gewoonlijk doet, maar doe dit duidelijker. Noem je naam, je functie en de reden en aard van het contact dat je wenst.
- Toon duidelijk respect voor het territorium en de persoonlijke ruimte van de bejaarde. Laat in je benadering het respect en de waardering doorklinken die ouderen verdienen.
- Bij veel hulpverleners die graag met ouderen werken bestaat vaak een grote behoefte om te helpen en is er ook een beeld van bejaarden dat sterk wordt gekleurd door gevoelens van vertedering, medeleven en zorgzaamheid. Hoe oprecht deze gevoelens ook mogen zijn, ze doen vaak geen recht aan de zelfstandigheid en persoonlijke kracht van ouderen. Het is belangrijk om je eigen beeld van 'ouderen' regelmatig te onderzoeken en te zien of het klopt wat je in hen projecteert.

Vermijd gedrag dat als betuttelend of neerbuigend ervaren kan worden

- Let op de toon van je stem en je woordgebruik. Raak de mensen niet zomaar aan.
- Corrigeer iemand niet als hij dingen zegt die in jouw ogen niet kloppen. Ga geen discussie aan. Probeer hem ook niet op een indirecte manier te laten inzien dat hij iets verkeerd ziet of iets niet kan. Spreek hem niet tegen.

Praat niet over de betrokkene waar hij bij is

- Vermijd goedbedoelde uitleg aan derden over het functioneren van de ander. Vraag duidelijk om toestemming als je dit wel moet doen waar hij bij is (bijvoorbeeld bij een intakegesprek).

9.2 Richt je op de sterke kanten van de bejaarde

Wat gaat nog goed?

- Vraag vooral naar wat goed gaat in het alledaagse functioneren en spreek daar duidelijk je waardering voor uit. Toon belangstelling voor de manier waarop iemand zijn zaken regelt, het huishouden doet en contact met anderen onderhoudt.

Leg geen nadruk op de tekortkomingen

- Ga niet helpen op een manier waardoor de tekortkomingen van de ander extra benadrukt worden, zoals goedzetten in de stoel, helpen bij het scheren, schoenveters strikken of het omdoen van een slab. Reageer rustig op geknoei, gefriemel, onhandigheden en onbegrip. Probeer deze ongemakken te voorkomen door tijdig tactvol maatregelen te treffen.

Zoek een goed gespreksonderwerp

- Zoek gespreksonderwerpen waar iemand goed mee uit de voeten kan en die hem zo weinig mogelijk confronteren met zijn onvermogens: herinneringen aan vroeger, de kinderen, het werk, zijn vrouw, dingen die hij graag doet of lange tijd heeft gedaan zoals hobby's, werk, het huishouden of verenigingsleven.
- Stel geen moeilijke vragen (wanneer, waar, wie).
- Vermijd onderwerpen als 'gisteren', 'vorige week', 'vorig jaar'. Vermijd ook het praten over recent gemaakte plannen. Bijvoorbeeld een uitstapje, vakantie of bezoek. Je doet dan immers een beroep op het laatst gevormde geheugen dat al ernstige hiaten vertoont.

Wees bedacht op begrijpelijke achterdocht

Als je veel vragen stelt kan dit op uithoren gaan lijken. Wellicht denkt iemand dat je persoonlijke geheimen op het spoor wilt komen of op zijn erfenis of bankboekje uit bent. Ook kan het zijn dat hij vermoedt dat je wilt bewijzen dat hij het niet alleen niet meer kan. Wees dus voorzichtig met 'hulpverlenersgedrag' . Laat daarom ook iets van jezelf zien. Vertel iets over je eigen ouders, je oma en opa, over je werk, je opleiding en je persoonlijk leven. Daarmee breng je de relatie meer in evenwicht. De ander kan hier ook waardering uit putten.

In zo'n gesprek is het beter niet al te diep in te gaan op de onderliggende gevoelens. Vaak ervaart de patiënt dit als een inbreuk op zijn persoonlijk leven; daarnaast roept het machteloosheid op. Als hij emotioneel wordt, verdrietig of opstandig, is het beter daar niet te diep op in te gaan. Zeg bijvoorbeeld: 'Het is soms moeilijk voor u als u daaraan denkt...' en ga verder met een minder beladen onderwerp uit het verhaal dat hij zojuist verteld heeft: 'U bent trots op de kinderen, ze doen het goed zegt u...'

Ga niet troosten door een hand of gebaar. Daarmee overschrijd je de grens van wat in de relatie door de ander als 'gepast' wordt ervaren. Het maakt iemand sterker bewust van zijn hulpeloosheid.

9.3 Help iemand zich te concentreren

Houd het eenvoudig

- Gebruik eenvoudige woorden en korte zinnen zonder je gesprekspartner het gevoel te geven dat je hem onderschat. Praat met een lage stem. Praat niet harder dan gewoonlijk, behalve als hij slechthorend is.
- Maak het gesprek niet te lang en te ingewikkeld. De bejaarde heeft daar vaak de energie niet voor: het is heel vermoeiend om een beeld van jezelf hoog te houden terwijl je alle zeilen bij moet zetten om in de ogen van de ander redelijk te kunnen functioneren. De patiënt heeft het gevoel dat hij extra zijn best moet doen om zich sociaal aanvaardbaar te gedragen en gewaardeerd te worden.

Houd zelf een lijn in het gesprek

- Herhaal de woorden en de zinnen die de ander gebruikt. Op die manier help je hem zich te concentreren op wat er besproken wordt. Als je zelf iets vertelt doe dit dan kort en kernachtig. Zorg dat de ander je gezicht kan zien.
- Betrek de patiënt in een gesprek met anderen. Herhaal regelmatig wat de anderen gezegd hebben om de lijn vast te houden.
- Zorg voor rust in de omgeving en vermijd storende of afleidende geluiden of invloeden. Zorg dat je de omgeving vrijhoudt van emotioneel geladen prikkels (een intensief gesprek tussen huisgenoten of verzorgers, emotionerende televisie- of radioprogramma's, drukke comedies of lawaaierige radiogeluiden).

9.4 Help de greep op het dagelijks leven te behouden

Als de betrokkene baat heeft bij enkele eenvoudige maatregelen in huis die zijn oriëntatie kunnen ondersteunen, kun je het volgende samen zien te regelen.

A Hulpmiddelen voor de oriëntatie in tijd en plaats

- Hang een grote kalender in het zicht waarop zowel de maand als de dagen goed zichtbaar zijn. Zorg dat hij van een afstand goed leesbaar is. Een foto-impressie van de jaargetijden maakt het visueel nog duidelijker.

- Hang een klok met gewone cijfers goed in het zicht.

- Leg de persoonlijke bezittingen in het zicht of onder handbereik.

- Stimuleer het gebruik van pen en briefjes voor het maken en vastleggen van plannen en het zichtbaar maken van een dagprogramma. Geheugensteuntjes kunnen ook op deuren, kasten en spiegels worden aangebracht.

- Zorg dat iemand een vaste stoel heeft van waaruit hij zijn omgeving goed kan overzien.

- Breng duidelijk leesbare naamplaatjes aan op deuren van kasten en kamers in de kleding en op persoonlijke bezittingen.

- Vereenvoudig de bediening van radio en televisie, bijvoorbeeld door gekleurde stickers en een geschreven aanwijzing.

- Breng in huis zo weinig mogelijk veranderingen aan. Verzet geen stoelen of huisraad. Laat de keuken zoals hij is. Als je daar goedbedoeld meer orde en logica in gaat brengen maak je het alleen maar verwarrend. Zorg dat iemand zijn oude gewoonten kan blijven volgen. Lief bedoelde cadeaus zoals een magnetron of elektrisch fornuis zullen vaak nooit gebruikt worden. Ze zijn alleen dienstig als hulp voor de verzorgers.

B Het ondersteunen van handelingen

- Help de oudere op een tactvolle manier bij het nemen van beslissingen door een keuze uit niet meer dan twee alternatieven tegelijk voor te houden, en je vragen gesloten te houden: vindt u het fijn? zit u goed? wilt u koffie?

• Zorg dat iemand de lijn in eenvoudige vaardigheden kan vasthouden. Denk daarbij aan aan- en verkleden, wassen en eten. Je kunt kledingstukken aanreiken of dingen in de hand geven zoals een washandje en zeep of een kopje koffie, mes, lepel of vork. Je vormt zo een geheugensteuntje voor het op gang brengen en houden van de gedragsketens die bij deze situaties horen. Doe dit zo dat je de ander zo min mogelijk het gevoel geeft geholpen te worden. In het volgende fragment zie je hoe dat werkt.

Mevrouw van Dorst is lichamelijk goed gezond. Meestal is ze opgewekt en vrolijk, maar ze heeft ook verdrietige momenten. Ik denk dat ze zich realiseert dat ze erg in de war is en foutjes maakt en verkeerde antwoorden geeft. Haar vriendinnen reageren daar dan op. Toch kan ze goed verbergen dat ze redelijk dement is. Ik kan goed contact met haar krijgen als we een dansje maken op walsmuziek en als het gaat over kleren en mode. Ze ziet er graag goed verzorgd uit en ze praat daar veel over. Ook over haar kinderen en over haar beestjes: de drie vogeltjes op de afdeling die ze zo'n beetje verzorgt.

Mevrouw valt wel iedere keer in herhaling als we over die dingen praten, maar ze kletst zo graag, dus het is leuk om ernaar te luisteren. Al babbelend verbergt ze veel van haar moeilijkheden. De praktische dingen zoals brood smeren en zich wassen en aankleden lukken niet goed meer. Als ik haar zelf iets wil laten doen, bijvoorbeeld brood smeren en beleggen, ga ik gezellig bij haar aan tafel zitten. Al babbelend geef ik haar dan kleine aanwijzingen, of ik leg alvast een boterham op haar bord en vraag wat ze erop wil hebben. Het verband tussen de boterham en het beleg kan ze niet goed maken. Dan pak ik de schaal met beleg, zeg wat erop ligt terwijl ik ernaar wijs. Meestal lukt het dan wel. Zo lijkt het toch of ze, terloops en druk in gesprek, zelf haar ontbijt verzorgt. Ik zie dat dit belangrijk voor haar is. Ze wil niet betutteld worden. In alles is ze immers een echte dame en die moet met respect benaderd worden.

C Ondersteunen van de eigen identiteit

• Zorg voor een fotoboek waarin recente en oude foto's zitten van de betrokkene, de partner, familie, de kinderen en kleinkinderen, foto's van belangrijke gebeurtenissen zoals geboorten, huwelijksfeesten en jubilea en van plaatsen die iemand van oudsher bezocht (kerk, fabriek of kantoor, de winkels, het ouderlijk huis enz.). Zorg dat het album in de buurt is, zodat je het regelmatig kunt aanreiken en er samen in kunt kijken. Op een ongedwongen manier kun je zo samen herinneringen ophalen en kan de patiënt zich als persoon bevestigd zien. Ook voor familieleden is dit een goed middel om het contact meer inhoud te geven. Het samen praten over vroeger kan ook voor hen veel betekenis hebben.

- Zorg ervoor dat de patiënt zich kan kleden zoals hij gewend is en dat hij er goed en verzorgd uitziet.

- Zorg ervoor dat de patiënt een vaste stoel heeft en zet daar een bordje met zijn naam op.

- Zorg ervoor dat de patiënt zijn persoonlijke bezittingen bij zich heeft: agenda, horloge, portefeuille, tasje, zakdoek, spiegeltje, make-upspullen, spelden enz.

- Breng hem in contact met mensen die belangrijk voor hem zijn en help hem dit contact te onderhouden.

- Zorg dat mensen in dit stadium van het dementieproces niet geconfronteerd worden met patiënten die er veel erger aan toe zijn, bizar gedrag vertonen of op een andere manier de sociale spelregels niet in acht kunnen nemen. Deze confrontatie vormt een aanslag op hun gevoel van eigenwaarde en de behoefte om hun eigen stijl van leven vast te houden.

- Leer de patiënt omgaan met de woede die door anderen opgewekt kan worden. Gebruik respectvolle kalmerende woorden en kijk of hij in een andere situatie tot rust kan komen: 'Dat is vervelend voor u [...] daar moet u niets van hebben [...] dat is uw manier niet [...] dat zou u zelf niet doen [...] het is heel vervelend als mensen niet fatsoenlijk zijn [...] ieder mens wil gerespecteerd worden, vindt u niet? Kom, ik zal u even naar uw kamer brengen.'

Veel van wat hierboven is beschreven, gaat uit van de gedachte dat bij een beginnende dementie iemand het meest geholpen is als hij greep kan houden op zijn vertrouwde realiteit. De realiteitsoriëntatietraining (ROT) gaat ervan uit dat mensen met een lichte vorm van dementie dan beter kunnen gaan functioneren. De adviezen die we in dit hoofdstuk hebben gegeven, worden binnen de ROT veel gebruikt. Realiteitsoriëntatie is echter niet geschikt voor mensen die ernstiger dementeren. Het is juist deze groep die je vooral in het verpleeghuis zult aantreffen. Voor deze mensen vormt de verwijzing naar onze realiteit een voortdurende confrontatie met hun eigen onvermogen. De ROT-methode is lange tijd populair geweest in de wereld van het verpleeghuis, maar men is geleidelijk gaan beseffen dat het voor de meeste bewoners een ongepaste benadering is. Binnen dag-opvangcentra voor licht dementerenden is de methode beter op haar plaats.

Oefeningen

Hieronder vind je als oefening een gespreksfragment waarin een begeleidster in een verpleegtehuis probeert een pas opgenomen oudere man te overtuigen van zijn ongelijk. Het is een schrijnend voorbeeld van wat ROT in ieder geval *niet* is. Als overgang naar het volgende hoofdstuk vormt het wel een goede illustratie van de twee werelden die in de beleving van deze man door elkaar gaan lopen. Aan de ene kant blijkt hij zich bij vlagen te kunnen oriënteren op de logica van het verstand, aan de andere kant neemt de logica van zijn gevoel hem mee naar wat hem nog het meest dierbaar is en wat hij zo lijkt te missen.

Oefening 1

Beantwoord de volgende vragen.

- Wat vind je van de manier waarop deze begeleidster met meneer omgaat? Hoe denk je dat dit komt?
- Wat zou hem in haar reacties nog het meeste pijn hebben gedaan?
- Wat wil deze man eigenlijk duidelijk maken in regel 1 t/m 13?
- Hoe komt het volgens jou dat hij dat op zo'n aparte manier duidelijk maakt?
- Wat voor levensstijl heeft deze meneer volgens jou gehad? Waar was hij goed in? Wat voor werk heeft hij gedaan? Wat deed hij in zijn vrije tijd? Waar had hij veel belangstelling voor?
- Hoe kun je verklaren dat hij zijn vrouw 'dagelijks om zich heen voelt'?

- Bewoner: *Waarom vertellen jullie me niet hoe... Dan kun je het morgen uitleggen, dan is het opgelost.*
- Verzorgster: *Ik leg het zo nog wel een keer weer uit, ga nu maar eerst even zitten.*
- Bewoner: *Nou... ik doe hier niks mee, niks mee, helemaal niks. Nee, ik wil vrij man blijven.*
- Verzorgster: *Dat bent u ook wel.*
- Bewoner: *Ja..., neeneenee, dat is niet waar.*
- Verzorgster: *Maar wij zorgen nu voor u.*
- Bewoner: *Nou, dan ga ik naar huis straks, en dan ga ik dat maar rustig even laten zitten en eens kijken wie ik daarvoor hebben moet. Je moet niet opvatten dat ik nog absoluut niet meer deze vereniging wil steunen, dat niet.*
- Verzorgster: *Nee dat is niet...*
- Bewoner: *Ja! Die indruk wordt dan ook gevestigd.*
- Verzorgster: *We zijn geen vereniging.*

- Bewoner: *Dus ergens kannen die mensen, kunnen niet meer van dit lidmaatschap, zal ik het dan maar even zachtjes noemen, kunnen ze niet af.*
- Verzorgster: *We hebben helemaal geen lidmaatschap.*
- Bewoner: *Nou, wat voor nadeel is er dan als ik nu weg kom, en ik eh...?*
- Verzorgster: *U woont hier. U hebt geen ander huis.*
- Bewoner: *Ja, omdat dan mijn woonhuis ook weg is.*
- Verzorgster: *Ja, daar wonen nu andere mensen in.*
- Bewoner: *Nou wil ik dat toch eens nader onderzoeken, hoe dat nou precies zit, dat kan ik niet verklaren. Ja, als je toch een vereniging hebt waar je wat aan betaalt.*
- Verzorgster: *Ja maar een vereniging die vangt je niet op als je alleen staat.*
- Bewoner: *Nou, nou, snap ik het niet meer... Ik heb die heren dat zo verteld, dat ik was, dat ik wou d'ruit... dus dat geldt ook niet... Dus ik kom er niet uit?*
- Verzorgster: *Nee... Annie en Pim hebben ervoor gezorgd dat u hier kwam wonen.*
- Bewoner: *Ja... ja en die blijven daar garant voor.*
- Verzorgster: *Ja... En wij zorgen nu voor u.*
- Bewoner: *Nou, dan hoef ik mijn eigen nergens meer drukte over te maken. Ja wat moet ik, wat moet ik dan nou? Want nou ben ik helemaal in de war gebracht.*
- Verzorgster: *Hier blijven!*
- Bewoner: *Ja, wel naar de vrouw gaan natuurlijk, maar eh...*
- Verzorgster: *Nee!*
- Bewoner: *Hè?*
- Verzorgster: *Nee.*
- Bewoner: *Niet naar de vrouw gaan? Nou dat is ook wat.*
- Verzorgster: *Denk nou eens goed na! Waar is Jantje?*
- Bewoner: *Ja, dat was vroeger!*
- Verzorgster: *Nee...*
- Bewoner: *Ach jawel, meisje.*
- Verzorgster: *Nee.*
- Bewoner: *Ogottegot... Ik heb toch Jantje dagelijks bij me en om me?*
- Verzorgster: *Nee!*
- Bewoner: *Nou...!*
- Verzorgster: *Waar is Jantje? (wijst met vinger naar boven)*
- Bewoner: *Ja ik weet wel waar, waar jij aan denkt en daar denk ik ook wel aan.*
- Verzorgster: *Zeg het eens dan?*
- Bewoner: *Op het kerkhof, maar dat is niet zo!*
- Verzorgster: *Dat is wel zo.*
- Bewoner: *Sinds wanneer?*
- Verzorgster: *Al vijf jaar.*

- Bewoner: *Nou (zucht) en ze is alle dagen bij me!*
- Verzorgster: *Nee... in uw gedachten, maar verder niet.*
- Bewoner: *Goh, ik heb toch Jantje om me heen als ik thuiskom.*
- Verzorgster: *Nee! Nee!*
- Bewoner: *Wanneer is ze dan overleden?*
- Verzorgster: *Vijf jaar terug.*
- Bewoner: *Nounou...! Eh...*
- Verzorgster: *16 mei 1985.*
- Bewoner: *Ja, dat is allemaal goed en wel, dat lijkt..., dat snap ik niet?*
- Verzorgster: *Als iemand dood is dan komt-ie toch niet weer.*
- Bewoner: *Als ik toch thuis kom... dan heb je kans dat ik denk ja, ze moet boodschappen doen... maar dan heb ik Jantje voor me staan.*
- Verzorgster: *Nee... Nee!*
- Bewoner: *Nee?*
- Verzorgster: *Nee.*
- Bewoner: *Nou... nou breekt me de klomp helemaal... Bel dan maar een tehuis op waar ik... eh... nou ja... beter kan wezen.*
- Verzorgster: *Dat is onzin!... Dat is onzin, ja?*
- Bewoner: *Moet ik dan maar naar huis gaan en niks meer aan denken en niks meer doen?*
- Verzorgster: *Nee, hier blijven!*
- Bewoner: *Ja... Ja maar, dat kan ik toch ook niet doen... dan zit mamma daar alleen met die kinderen...*
- Verzorgster: *Mamma is er niet meer! De kinderen zijn groot, die zijn getrouwd, die hebben hun eigen gezin.*
- Bewoner: *Ja... die zijn er nog.*
- Verzorgster: *De kinderen zijn er nog.*
- Bewoner: *De kinderen zijn er nog, dat zeg ik...*

Oefening 2

- Zet de situatie die je zojuist gelezen hebt in scène. Leef je in in de belevingswereld van deze man en vraag een medestudent om een gesprek met jou te voeren over wat jou zo bezighoudt. Gebruik hierbij de aandachtspunten die je tot nu toe hebt bestudeerd. Zie de observatielijst in hoofdstuk 12.
- Bespreek de oefening na. Hoe heb je de benadering van de ander ervaren? Geef later uitvoerig commentaar aan de hand van deze aandachtspunten.

10 Gevorderde dementie: leven met het verleden in het hier en nu

... De hond blaft al op het erf. De koeien zijn vast al buiten. Vader... waar is vader? Ik wil met vader mee... en de kleine... de kleine Johan... Johan, ga je mee? Vader is met de koeien buiten. Die kleine schurk is vast al weggepiept.

Waar zijn ze nou? (kijkt door het raam) Ogottegot... waar zijn ze nou? Ze kunnen me niet hier in de stad laten bij tante Nettie. Komen ze me halen? Wie bent u, bent u de tante? Ze komen me zo halen, niet...? Ik moet nog alles doen... van dit en van dat... ogottegot...'

Geleidelijk wordt de wereld in de ogen van de oudere steeds vreemder. De sfeer van vertrouwdheid die rondom de dingen en de gebeurtenissen van alledag nog bij vlagen aanwezig was, verglijdt tot er slechts nog een vreemd soort gevoel rest van niet op je plaats te zijn. In het begin was er nog het besef dat er iets met jezelf niet in orde was. Nu klopt er helemaal niets meer van. Er is in de wereld om je heen iets heel erg misgegaan. Je treft jezelf aan in een omgeving die je niet kent. Hoe ben je hier gekomen? Er is niets wat een aanknopingspuntje geeft om dat te verklaren. Je doet je best. Het zal wel een misverstand zijn. Het is maar tijdelijk. Straks ben je weer thuis. Je kunt niets anders meer geloven. Het tikken van de klok, de geur van sinaasappelsap, de kleuren in het vloerkleed brengen in een glimp de rust terug. Gelukkig, het is weer even wat vertrouwd. En dan ga je maar eens even kijken naar de aardappels, want die moeten nog geschild worden. Ze komen immers zo thuis.

Er komt een moment waarop de ervaringen van de laatste levensjaren voorgoed verloren zijn gegaan. Het persoonlijk verworven leven brokkelt jaar naar jaar verder af tot er hele decennia in een ondefinieerbaar niets zijn opgelost. De omgeving en de wereld waarin de oudere zich aantreft is daardoor vreemd en onherbergzaam geworden. De patiënt kan niet anders dan met de ervaringen die in zijn geest nog een ankerplaats behouden hebben, proberen zin en betekenis te vinden in zijn huidige levenssituatie. Hij kijkt met de ogen van toen naar de wereld van nu.

Soms treft die blik iets vertrouwds. Dan klopt het even en is er ook weer dat gevoel van geborgenheid, het gevoel 'thuis' te zijn in zijn eigen vertrouwde wereld. Het is vooral dat gevoel van geborgenheid, die niet in woorden te vatten sfeer om de dingen heen, waar de dementerende in dit stadium zo sterk naar verlangt. Door al het gepuzzel heen zoekt hij onophoudelijk naar een glimp daarvan. Erover denken gaat haast niet meer. Je komt er niet uit. Voelen doe je het wel. De oudere volgt de logica van dat gevoel en komt uit bij de prille basis van het menselijk bestaan: heimwee, afscheid, blijdschap en verdriet. Bovenal brengt het hem op de weg naar al die huizen die ooit een thuis zijn geweest. Huizen waar moeders en vaders, broers en zussen, honden en katten, partners en kinderen de emotionele kern van zijn bestaan hebben gevormd. De logica van dat gevoel geeft hem de raad nog eventjes te wachten, want moeder komt vast zo. Wij zijn niet meer vertrouwd met het luisteren naar onze diepste gevoelens, naar wat goed en niet goed 'voelt', maar in een verder stadium van dementie is dat weer het belangrijkste instrument geworden om het gedrag te sturen.

Het functioneren in dit stadium heeft de volgende *kenmerken*:

De dementerende

- kan geen nieuwe informatie meer opnemen
- heeft grote stukken persoonlijk geheugen van de afgelopen levensjaren verloren
- heeft nog toegang tot het geheugen uit eerdere levensfasen
- trekt zich terug uit de huidige realiteit
- leeft vooral vanuit emotioneel beladen herinneringen en belangrijke thema's in zijn persoonlijk verleden
- is zich weinig bewust van zijn veranderde toestand
- is de controle over zijn huidige levenssituatie kwijt
- zoekt naar een omgeving en naar mensen uit een lang vervlogen tijd; hij is verdwaald
- wordt diep gekwetst door mensen die zijn belevingen ontkrachten
- wordt overvallen door wisselende emoties en vlagen van paniek en catastrofale gevoelens
- kan niet meer beoordelen wat gepast is in de omgang met anderen
- rouwt om het verlies van de mensen waaraan hij gehecht was
- raakt ontregeld onder de druk van stress en frustraties
- is verzorgingsbehoeftig

10.1 Verdiep je in de persoonlijke levensgeschiedenis van de oudere voor wie je zorgt

Het gedrag van een dementerende is beter te begrijpen als je het ziet in het licht van de persoonlijke ervaringen toen en de situatie in het nu. Zorg er dus voor dat je hem voldoende kent in zijn levensgeschiedenis en zijn persoonlijke eigenschappen en kwaliteiten.

• Informeer de partner en de familie over het belang hiervan: 'In de zorg voor uw moeder/vader kan het moeilijk zijn om te begrijpen hoe ze zich voelt en hoe het komt dat ze iets wil of doet. Onze ervaring is dat we oudere mensen als uw moeder/vader veel beter kunnen begrijpen als we weten hoe hun leven is geweest. Die ervaringen van vroeger spelen in de beleving van dementerende ouderen vaak een grote rol. De dingen die vroeger gespeeld hebben komen vaak weer op de voorgrond te staan. Soms lijkt iemand zich dan heel onbegrijpelijk te gedragen, onrustig te zijn of verdrietig of soms ook erg op zijn gemak en vrolijk. Meestal gaat het dan om iets wat een grote rol gespeeld heeft in iemands leven. Om daar goed mee om te kunnen gaan, stellen wij met de familie een beschrijving op van de levensloop van hun vader, moeder of echtgenoot en kijken we ook naar de dingen die erg kenmerkend voor iemand zijn.' Je kunt daarbij ook vragen om eens na te denken over een fotoalbum.

- Zorg dat je aan de hand van de gesprekken met partner en familie en het verslag daarvan een beeld van de bewoner hebt gevormd. Als je het gedrag van iemand onbegrijpelijk vindt, praat daar dan met de dichtstbetrokken familieleden over. Waarschijnlijk kunnen zij het gedrag wel plaatsen.
- Als familieleden met vragen zitten over het gedrag van hun vader, moeder of partner, probeer dan samen te achterhalen welke betekenis het zou kunnen hebben. Denk dan zowel aan vroegere persoonlijke ervaringen als aan omstandigheden en gebeurtenissen in de huidige situatie.

10.2 Zorg voor een sfeer van geborgenheid en rust

Dementerende mensen zijn erg gevoelig voor de sfeer in hun omgeving. De ruimte waarin zij wonen of verblijven moet zoveel mogelijk zijn afgestemd op een gevoelssfeer die past bij de vroegere leefomgeving. Voor de huidige generatie bewoners kan dit betekenen dat je de inrichting laat lijken op die van een woning uit de jaren vijftig. Met de keuze van de meubels, de verlichting en stoffering kan op een afdeling een meer herkenbare omgeving worden gecreëerd. Deel de ruimte zo in dat er hoekjes zijn waar de mensen zich kunnen nestelen en terugtrekken.

Als je muziek wilt laten horen, draai dan bekende liedjes uit die tijd. Voorkom dat er voortdurend popmuziek uit de luidsprekers klinkt.

- Ga na hoe iemand zijn omgeving zou kunnen ervaren. Is het onrustig, is het te donker of te licht, wat kan iemand zien en horen, is het wel gezellig, hangt er een geladen atmosfeer onder de bewoners, is er storend lawaai? Ga in de stoel van een bewoner zitten en laat wat hij van daaruit ziet en hoort eens op je inwerken. Zijn er kleine veranderingen mogelijk waardoor er meer rust en geborgenheid zou kunnen ontstaan? De wereld van het verpleegtehuis is in veel gevallen nog veel te weinig een woonplaats en een leefomgeving waar dementerende ouderen zich veilig en geborgen kunnen voelen. Veel instellingen houden een sfeer in stand die beter past bij de zorg die in een ziekenhuis wordt verwacht. Glimmende gangen, schoon ongezellig standaardmeubilair, muren van goedkope grijze betonblokken, ziekenhuisbedden en mensen in uniform. Bewoners moeten er met vieren op een kamer (in gevangenissen mogen geen twee mensen in één cel). De 'ziekenhuiscultuur' brengt ook het personeel vaak in de verleiding zich vooral te richten op de zindelijkheid en het opruimen. De dagelijkse omgang met de bewoners kan daar soms helemaal ondergeschikt aan worden. Dit gebrek aan afstemming op de werkelijke behoefte van dementerende ouderen vormt een bron van extra stress en frustratie.

Gelukkig zijn er ook kleinschalige voorzieningen die veel meer ruimte bieden voor wonen, met elkaar leven en met elkaar in contact zijn. Achter de naam *Warme zorg* gaat een benadering schuil die de dementerende zoveel mogelijk in zijn waarde wil laten en daarom ook afziet van het werken met stimulerende programma's en begeleidingsmethodieken. Men heeft de omgeving zoveel mogelijk aangepast aan het feitelijk functioneren van de bejaarde en probeert een zo vrije en veilig mogelijke materiële omgeving te creëren. Vanuit de warmezorg-gedachte probeert men zoveel mogelijk ruimte te geven aan sfeer, huiselijkheid en zachtmoedigheid. De woonkamers zijn ingericht in de sfeer waarin men vroeger leefde. Begeleiders lopen niet in uniform en men streeft naar een aantrekkelijke omgeving die er in de ogen van de bewoners prettig uitziet. Er is muziek en men zingt samen. Er zijn ruimten voor een beperkt aantal bewoners. Bewoners kunnen naar behoefte dwalen, omdat de gangen in de woning in bogen op elkaar aansluiten. Al wandelend 'naar huis' kan een bejaarde zo terechtkomen in een nabijgelegen woonkamer waar hij weer eventjes kan zitten nadenken over zijn bestemming. De behoefte om 'naar huis' te gaan blijft ook in deze woonvormen favoriet bij meer dan de helft van de bewoners, maar door de ruimte om te dwalen, zonder gesloten deuren, ontstaan geen onnodige frustraties. De verzorgenden vinden het een begrijpelijke behoefte.

Verder hebben de bewoners zoveel mogelijk de vrijheid die ieder mens in zijn eigen huis ook zou hebben. Dingen als stimuleren en therapie kom je er niet tegen. Wel is er ruimte om met iets vertrouwds bezig te zijn. Men praat heel gewoon met bewoners en neemt hun behoeften voor wat ze zijn. Als bewoners vragen stellen geeft men geen vaag antwoord.

Wees je bewust van de sfeer die je uitstraalt

De oudere is erg gevoelig voor de signalen die je uitzendt. Hoe je iets zegt of doet is belangrijker dat wat je zegt of doet.

- Stel jezelf regelmatig de volgende vragen: heb ik de tijd? hoe ben ik gestemd? durf ik mezelf te zijn? ben ik voldoende vertrouwd met deze meneer of mevrouw? waar ben ik afkerig van bij deze bewoner? Schep ruimte in jezelf door de dingen die je dwarszitten of die je moeilijk vindt, te bespreken met collega's of anderen.
- Probeer iemand rustig, vriendelijk en onbevangen te benaderen. Jouw benadering schept de sfeer voor een vriendelijk contact. Als je iemand ergens mee moet helpen of lichamelijk wilt verzorgen, denk dan aan het volgende.
- Hoe meer druk je op de ander uitoefent (bijvoorbeeld omdat je al te veel in beslag wordt genomen door het einddoel van wat je aan het doen bent), hoe meer tegendruk, afwijzing en verzet je kunt verwachten.
- Stel je niet eisend of dwingend op. Deel je handelingen op in kleine stapjes. Ga daarbij na of je niet te hoge eisen stelt. Wees ongedwongen. Als iemand iets niet wil kun je vaak met humor en zelfrelativering veel meer bereiken. Vertolk op een luchtige manier de ervaringen van de ander. Zeg bijvoorbeeld: 'En nou ligt u net zo lekker en dan komt er iemand je wakker maken en dan denk je: ik wou dat ze maar ophoepelde met dat gezeur... Nou, u hebt groot gelijk hoor...' Door je zo te verplaatsen in de ander neem je bij jezelf vaak ook de druk weg waarmee je aanvankelijk misschien het contact bent aangegaan.
- Maak veelvuldig gebruik van aanraking om te ondersteunen wat je zegt of wil doen. Leg een hand op een schouder, streel iemand over de haren, leg je hand op die van de ander. Je kunt zo laten zien dat je het goed met iemand meent. Dit werkt doorgaans zeer geruststellend. De meeste ouderen in dit stadium zijn hier gevoelig voor.
- Wek steeds opnieuw vertrouwen. Met mensen in dit stadium zul je steeds opnieuw het persoonlijk contact moeten opbouwen. Zij hebben slechts een beeld van je als je in de directe omgeving bent. Leid de momenten van verzorging en contact in met een praatje, zodat de patiënt aan je kan wennen. Help hem met aanraken, oogcontact en je nabijheid zich op jou te oriënteren. Let ondertussen op de spanning of ontspanning die je bij de ander oproept.

10.3 Ga mee in de belevingswereld: een empathische benadering

Ze loopt met heftige dribbelpasjes over de gang en roept wanhopig: 'Moedertje, moedertje toch, Moedertje moedertje toch...' De zuster loopt op haar toe en slaat haar armen om haar heen en zegt vol medeleven:

'Moedertje... moedertje toch!' 'Ik moet mijn moeder...,' zegt de vrouw, 'ze gaat dood!' 'En u wilt bij uw moeder zijn...,' zegt de zuster. 'Ja,' zegt de vrouw, 'ze laat me nooit alleen.' 'Kom maar,' zegt de zuster, 'dan zullen we eens kijken.'

Ze geeft de vrouw een arm en zegt: 'U houdt veel van uw moeder hé?' 'Heel veel,' zegt de vrouw. 'En u denkt heel veel aan haar omdat ze zo goed voor u was,' zegt de zuster. 'Ja,' zegt de vrouw. 'We zullen het lampje branden voor haar foto,' zegt de zuster, 'dan is ze een beetje dichter bij u.' Gearmd lopen ze naar de kamer, waar naast het bed een foto staat van moeder met een elektrisch devotielichtje ervoor.

Als je alleen het verleden hebt om te leven in het hier en nu, voel je je pas een beetje begrepen als de mensen om je heen die strikt persoonlijke wereld met je willen delen. Daarvoor moeten die mensen hun eigen wereld in het hier en nu durven prijs te geven om een stukje mee te kunnen gaan. Meegaan in de belevingswereld is de belangrijkste weg om in dit stadium van dementeren dichtbij de ander te kunnen zijn. Naast de fysieke en emotionele geborgenheid die je kunt proberen te geven door lichamelijke nabijheid, koestering en troost, is het nodig de oudere in zijn eigen realiteit te bevestigen. Naomi Feil heeft dit *valideren* genoemd. Het gaat daarbij om een empathische houding: je verplaatst je in de belevingswereld van de ander en probeert aan te voelen wat er in hem omgaat. Dat betekent dat je met de ander communiceert binnen de tijd en de plaats die voor hem realiteit is.

De volgende uitgangspunten zijn belangrijk als je empathisch met mensen wilt omgaan.

- Stel de belevingswereld van de oudere centraal en leef je in in zijn wereld, in de tijd en de plaats die voor hem realiteit is.

- Geef blijk van oprechte belangstelling.

- Toon je begrip en laat in je woorden en stemgeluid doorklinken dat je volgt en accepteert wat de ander beleeft.

- Wees nabij op een liefdevolle en ook lichamelijke manier. Aanraken is erg belangrijk. Volg daarin wat de ander fijn vindt of afwijst. Dring je niet op.

- Werk bij jezelf aan aanvaarding zonder voorwaarden te stellen aan het gedrag van de oudere waarvoor je zorgt.

• Bevestig het gevoel van eigenwaarde van de ander. Toon waardering voor wat hij in zijn leven gedaan heeft, voor degene die hij was en de wijze waarop hij nu met zijn verwarring en wanhoop omgaat.

• Laat zien dat je meeleeft met zijn wel en wee en doe dat op een authentieke manier.

Waarom is het zo belangrijk om mee te gaan in de afwijkende werkelijkheidsbeleving? In de eerste plaats omdat de patiënt niet anders kan dan ervaringen uit een vroegere levensperiode gebruiken om greep te houden op zijn huidige situatie. Als je zou benadrukken dat zijn realiteit niet klopt, betekent dit vaak een enorme schok en ontketen je een grote bron van verwarring en ontreddering.

In de tweede plaats is de realiteit van het verpleegtehuis voor de oudere vaak erg moeilijk te accepteren. De confrontatie met de vreemde omgeving, het storende gedrag van andere bewoners en het gebrek aan geborgenheid en veiligheid zorgen er vaak voor dat hij zich terugtrekt in zijn eigen innerlijke wereld. De confrontatie met die realiteit is voor velen erg pijnlijk.

Verpleegkundige:
Wat is er?
Bewoner:
Allemaal gekke mensen zitten hier.
Verpleegkundige:
Hoe komt u daar nou bij? Hier zitten allemaal oude mensen.
Bewoner:
Oude mensen?
Verpleegkundige:
Oude mensen...
Bewoner:
En gekke mensen!
Verpleegkundige:
Nee, die heb ik nog niet ontmoet. U wel? Hoe komt u daar dan bij, dat hier allemaal gekken zitten?
Bewoner:
Omdat ze niet wijs zijn.
Verpleegkundige:
Jawel hoor. Die zijn allemaal oud.
Bewoner:
Allemaal oud?
Verpleegkundige:

Ja, die kunnen allemaal niet meer voor zichzelf zorgen. U ook niet. Negenentachtig, dan mag je wel een beetje hulp hebben.
Bewoner:
Ben ik negenentachtig?
Verpleegkundige:
Ja.
Bewoner:
Dan moet ik dood!
Verpleegkundige:
Ach nee...
Bewoner:
Ja, dan moet ik dood.
Verpleegkundige:
Nee, dat hebben we toch zelf niet in de hand... hè?
Bewoner:
Dan moet ik dood!
Verpleegkundige:
Wat is er toch vandaag?

Dit fragment is afkomstig uit het televisieprogramma: "Oud zijn": dl 3, "verplegen" VPRO 1988

Op de derde plaats is het voor de patiënt erg moeilijk om traumatische levenservaringen te blijven onderdrukken. Door de psychische verzwakking komen deze aan de oppervlakte. Ze kunnen niet meer verdrongen worden. Voor veel ouderen betekent dit dat ze overvallen worden door beangstigende en vernederende belevingen die nooit verwerkt konden worden. Je begrijpt dat iemand dan juist behoefte heeft aan veiligheid en nabijheid.

Wat het vooral zo moeilijk maakt om mee te gaan in de beleving van een demente bejaarde is dat zijn ervaringen niet in de pas lopen met onze eigen tijd en zich afspelen in een andere situatie, die we maar gedeeltelijk kunnen leren kennen. Als een mevrouw voor wie je zorgt zegt dat ze naar huis wil, kan ze daarmee alle huizen bedoelen die in haar leven een thuis zijn geweest. Het kan gaan om het huis waar ze met haar eigen gezin veertig jaar gewoond heeft voordat ze in het verpleeghuis werd opgenomen, maar ze kan ook het ouderlijk huis bedoelen, het huis waar ze geboren is en dat misschien al lang niet meer bestaat. Misschien heeft ze in haar jeugd op veel verschillende plaatsen gewoond. Welk thuis zal ze zelf voor ogen hebben? Mensen in een gevorderd stadium van dementie verlangen meestal naar een ouderlijk huis uit een lang vervlogen tijd.

Ik denk dat ik nu maar naar huis ga. Ik ben al veel te lang weggeweest. Mijn moeder zal wel denken: waar blijft ze nou. Mijn vader komt ook. Als hij streng kijkt... dan moet ik naar de zolder. Jaa... hij is streng... een goede vader. Hij is knap om te zien... mijn moeder ook. Ze heeft zwarte haren... Zo, dan ga ik maar. Nu ben ik hem kwijt... heeft u de tas gezien?

Hoe je in deze beleving mee kunt gaan illustreren we hieronder met enkele voorbeelden.

Mevrouw: Ik denk dat ik nu maar naar huis ga. Ik ben al veel te lang weggeweest. Mijn moeder zal wel denken: waar blijft ze nou.
Verpleegkundige: U wilt naar huis want uw moeder maakt zich ongerust. U ging even weg en nu weet ze niet waar u bent?
Mevrouw: Ja, ze zegt: doe een boodschap en kom maar gauw weer terug.
Verpleegkundige: U helpt moeder met de boodschappen, dat is heel lief van u.
Mevrouw: Ja, maar ze kan ook heel boos zijn als ik iets vergeet.
Verpleegkundige: U wilt niets vergeten en erg uw best doen zodat alles goed gaat thuis. Dan is uw moeder heel tevreden over u.
Mevrouw: En de afwas doen en alles opruimen... anders zwaait er wat.
Verpleegkundige: Ik vind het heel knap dat u alles in huis zo goed wilt doen. Uw moeder kan trots op u zijn. (ze legt haar hand op die van de vrouw) Ik vind dat u erg uw best doet. Ik heb iets lekkers. Kom, dan pakken we samen een bonbonnetje, dat heeft u wel verdiend.

Een ander voorbeeld
Mevrouw: Het valt me zo zwaar...
Verpleegkundige: Het is erg moeilijk voor u.
Mevrouw: Ik weet niet wat ik doen moet... (huilt)
Verpleegkundige: U wilt iets doen en u weet niet wat en u wordt er helemaal verdrietig van.
Mevrouw: Hij ligt maar naar me te kijken met die lieve ogen en ik doe niets.
Verpleegkundige: U zou iets willen zeggen... dat u van hem houdt, maar u bent er te verdrietig om.
Mevrouw: Het was zo'n goeie man... en zo lief voor de kinderen...
Verpleegkundige: Dat begrijpt hij vast... dat u zoveel om hem geeft... denkt u niet?
Mevrouw: Ik zei het nooit... maar hij weet het wel. Zoiets voel je toch, denkt u niet?
Verpleegkundige: Ik geloof het vast.

10.4 Een houding van onvoorwaardelijke acceptatie

Iemand die dementeert kan zichzelf maar moeilijk in de hand houden. De aandoening veroorzaakt in het leven van alledag veel stress. Angst, verzet en paniek vormen een bron van veel lastig en moeilijk gedrag. Het is een hele kunst om daar als begeleider of verzorger niet gespannen en geïrriteerd van te worden. De volgende veel voorkomende gedragsproblemen zijn vaak moeilijk te accepteren en te hanteren.

- *Agressief gedrag*. Schelden en kleinerende opmerkingen maken, zich verzetten tegen de lichamelijke verzorging, slaan, schoppen en knijpen en het te lijf gaan van andere bewoners.

- *Incontinentie*. Zich verzetten tegen verschoning en verzorging, ontlasting uitsmeren, incontinentiemateriaal uitdoen.

- *Naar huis willen*. Steeds maar weglopen en bij de deur staan, aan de klink morrelen en roepen: Ik wil naar huis!

- *Opwinding*. Roepen, huilen, schreeuwen, en zichzelf beklagen.

- *Uitkleden*. Knopen lostrekken, kleding losscheuren.

- *Storend zijn voor andere bewoners*. Uit bed willen en 's nachts lopen dwalen.

- *Dwingen*. Commanderen, klagen, claimen of depressief zijn.

Je kunt het iemand met een ernstige cognitieve handicap niet kwalijk nemen dat hij in de omgang minder gemakkelijk is dan je wel zou wensen. Hij heeft weinig tot geen controle over zijn gedrag en voelt zich vaak diep gekwetst als hij voor zijn gedrag wordt terechtgewezen. Daarom is het nodig je te oefenen in een houding van tolerantie en vriendelijkheid. Daarnaast is het nodig je vertrouwd te maken met beïnvloedingsmogelijkheden die geen gebruik maken van bevelen, straf, commentaar, negatieve kritiek en standjes. Hier volgen enkele suggesties.

Maak veelvuldig gebruik van complimentjes en vriendelijke aanmoedigingen

Fijn u te zien [...] Dat gaat heel goed [...] Fijn dat u er weer bent [...] Dank u wel hoor [...] Gezellig om even bij u te zitten [...] Ik ben blij dat het u zo goed smaakt [...] Dat staat u erg mooi [...] Ik vind uw haar heel mooi vandaag [...] Dat hebt u goed gedaan.

Zorg dat je het ook oprecht meent. Realiseer je hoe jouw stemming in het dagelijks leven kan afhangen van hoe een ander je benadert.

Praat in positieve termen
In plaats van: 'Dat moet u niet doen hoor!' zeg je: 'Kom, we gaan hier even zitten, dan zal ik uw haar opsteken.' Gebruik liever zo min mogelijk woorden als 'niet', 'mag', 'moet', 'lastig', 'vervelend' en 'moeilijk'.

Probeer in storend of lastig gedrag een goede bedoeling te herkennen
Wanneer een bewoner met zijn onderhemd een plasje aan het opdweilen is, kun je bijvoorbeeld zeggen: 'Ik help u even, dan ziet het er zo weer piekfijn uit.'

Probeer wat je moeilijk, raar of lastig vindt niet zo te noemen
Negeer het liever en richt de aandacht op iets anders. Veel misverstanden komen voort uit het te sterk vasthouden aan je eigen werkelijkheids beleving.

Een mevrouw die je zojuist uit bed geholpen hebt en die je gewassen en gekapt in haar stoel hebt achtergelaten, is weer terug in bed gekropen met haar natte nachtjapon binnenstebuiten om zich heen gedrapeerd. Je bent een paar minuten weg geweest en je ziet haar liggen.

Je zegt: 'Zo, ik kom eens kijken of u trek hebt in een kopje thee met een boterhammetje. Kom maar, dan zal ik u helpen.' Zonder commentaar help je mevrouw uit haar nachtjapon en zorg je dat ze het bed uitkomt.

Je had ook zo kunnen reageren: 'Maar mevrouw, ligt u nou weer in bed! Ik heb daarnet nog zo mooi uw haren gedaan. Kom, dan help ik u even. Hè, nou hebt u ook die natte nachtjapon weer aangetrokken. Dat lijkt me niet fris, hoor! Kom, dan doen we hem uit!' Dan had je echter veel te sterk vanuit jouw eigen beleving van de werkelijkheid gehandeld. De kans is groot dat je deze mevrouw daar nodeloos mee overstuur had gemaakt. In de paar minuten dat je weg was, is immers ook haar herinnering daaraan verdwenen.

Kies het juiste moment
De stemming van de oudere kan snel omslaan. Je kunt wat je wilde doen even laten rusten en later opnieuw een poging wagen. Als je inspeelt op de gemoedstoestand van het moment kun je vaak veel ruimte vinden om dingen voor elkaar te krijgen. Kijk ook wat je met wat afleiding kunt bereiken.

Zoek de aardige kanten op
Probeer oog te krijgen voor een aardige, vriendelijke, interessante of boeiende kant van iemands gedrag en persoonlijkheid. Dit is vooral belangrijk bij mensen die je neigt te ontlopen. Geef jezelf de kans om iemand op een nieuwe manier te leren kennen! Positieve verwachtingen maken zichzelf vaak waar.

Probeer een realistisch beeld van dementie te krijgen
Probeer dementie te zien als een aandoening die handicaps veroorzaakt. Beschouw een bewoner als een meneer of mevrouw met een handicap. Probeer een verschil te zien tussen de persoon met zijn eigen levensgeschiedenis en levensstijl en zijn handicap. Doe moeite om de patiënt ondanks deze handicap zoveel mogelijk tot zijn recht te laten komen.

10.5 Waar je op let als je in gesprek bent

Het contact met mensen in een gevorderd stadium van dementie vraagt om communicatie die langs meerdere zintuigen verloopt. Het gaat niet alleen om horen en zien, maar vooral om gevoel en sfeer. Deze gevoelscommunicatie is nog wel de belangrijkste bron voor het krijgen van contact. Zorg daarom voor een ontspannen, positieve zorgzame atmosfeer. Het is goed om op de volgende details te letten.

Zorg voor aandacht
• Zorg dat er rust heerst in de kamer waar je contact zoekt. Kijk de ander aan en zorg dat je op dezelfde ooghoogte bent. Zorg dat je elkaars gezicht goed kunt zien. Houd de hand van de ander vast of leg een hand op zijn knie. Noem hem bij de naam. Herhaal dit zo vaak als nodig is om de aandacht vast te houden.
• Spreek op een aardige, vloeiende toon. Houd de toon van je stem laag. Praat niet harder dan nodig is om je verstaanbaar te maken. Ga niet schreeuwen. Spreek langzaam en helder.
• Begin met dingen te zeggen die iemand kunnen helpen zich te oriënteren. Zeg bijvoorbeeld: 'Dag mevrouw Jansen, ik kom eens kijken hoe het met u gaat. Ik kom even een praatje met u maken. We zijn poffertjes aan het bakken. Ik heb er hier een paar voor u. Hebt u zin in poffertjes?'
• Gebruik korte, eenvoudige zinnen. Las pauzes in om de ander de tijd te geven de woorden in zich op te nemen. Gebruik woorden en uitdrukkingen die zo goed mogelijk passen bij de woorden die iemand in eerdere levensfasen gebruikte ('Moet u plassen?' in plaats van 'Moet u naar het toilet?').

Stel eenvoudige gesloten vragen die met ja of nee beantwoord kunnen worden.

Ondersteun je woorden met gebaren en handelingen die meteen een indruk geven van wat je bedoelt. Houd bijvoorbeeld een jurk op en zeg: 'Ik help u hem aan te doen'. Maak daar ook de gebaren bij die dit onderstrepen.

Schep een gevoelsmatige sfeer

- Spreek koesterend. Gebruik vaak woorden die verbonden zijn met prettige gevoelens: leuk, lief, aardig, warm, lekker, zacht, mooi, vrolijk, gezellig, fijn, fleurig, zoet en rustig. Zing of neurie een herkenbaar melodietje. Strijk de ander door het haar, over de arm of de rug. Benoem gevoelens die de ander mogelijk beleeft: 'U bent verdrietig, boos, blij, vrolijk. U vindt het vervelend, lastig, moeilijk.'

Streel de zintuigen met prettige prikkels

- Zoete dingen, een zachte stof, een geurtje, mooie plaatjes van baby's, natuur, moeders met kinderen, bloemen en dieren. Zorg dat de omgeving op een rustgevende manier interessant is voor de ander. Zet bijvoorbeeld een kristallen voorwerp neer waarin het daglicht steeds weer anders wordt weerkaatst.
- Kijk ook of het mogelijk is dieren in huis te nemen. Zij kunnen een bron van gezelligheid en warmte zijn. Veel demente patiënten beleven er veel steun en genoegen aan.

11 Het eindstadium: verzonken leven

Uiteindelijk komt de dementerende in een toestand waarin hij zich volledig in zichzelf lijkt te hebben teruggetrokken. Hij kan steeds minder energie opbrengen om lichamelijk en geestelijk in beweging te blijven. Het gepieker en de verwarring die iedere dag opnieuw weer aanleiding geven tot frustratie, angst en paniek, vragen zoveel van zijn wankele reserves dat het leven tot een ondraaglijke last wordt. De lichamelijke reserves zijn bij velen in dit stadium bijna volkomen uitgeput. Er is vaak geen energie meer om in een stoel te zitten, te praten of de aandacht even naar buiten te richten. Allerlei neurologische stoornissen maken de patiënt ernstig gehandicapt. Het spreken, het slikken en de motoriek zijn ernstig gestoord. Meestal is hij geheel incontinent. Vele patiënten zijn nu bedlegerig en moeten overal mee geholpen worden. Door de bedlegerigheid ontstaan veel complicaties op, zoals doorliggen, stijfheid en contracturen, blaasontstekingen en longaandoeningen. Alles lijkt pijn te doen of als last te worden ervaren. Lichamelijke aanraking en omgevingsgeluiden kunnen hinderlijk zijn.

Psychisch verkeren deze patiënten in een nevelige toestand. Doorgaans zijn zij geheel in zichzelf verzonken en houden zij hun ogen gesloten. Bij vlagen zijn ze echter nog bereikbaar. Op die momenten is er even contact, maar er is een grote behoefte aan rust. De patiënt herkent zichzelf niet in de spiegel en ook familieleden zijn vreemden geworden. In een meer wakkere toestand kan hij gillen of roepen of druk in gesprek zijn met een onzichtbare bedgenoot. Soms zijn er oplevingen waarin de patiënt opvallend helder kan zijn en een grote wijsheid uitstraalt. Op deze momenten krijg je het gevoel dat zijn persoonlijkheid ongeschonden aanwezig is.

De noodzakelijke lichamelijke zorg is vaak een kwelling voor deze patiënten. Het is belangrijk om na te gaan welke zorg écht gegeven moet worden. De patient kan zich heftig verzetten tegen allerlei handelingen. Sommige ouderen grijpen en slaan om zich heen, knijpen je als je in de buurt komt of grijpen zich aan je vast. De wanhoop en ontreddering zijn soms groot. Patiënten weigeren voedsel, spugen het uit en willen niet meer drinken. Ze vermageren en door uitdroging kan de toestand snel verslechteren. Alles moet in het werk worden gesteld om pijn, irritaties en ongemak te voorkomen en te verzachten. Elk verbaal en nonverbaal teken van pijn of lichamelijk ongemak moet ernstig worden genomen. Het valt buiten het kader van dit boekje hier dieper op in te gaan.
Hier volgt eerst een beknopte samenvatting van de *kenmerken* van het functioneren in dit stadium. In de volgende paragrafen zullen we kort

stilstaan bij de aard van het contact met ouderen in deze laatste fase van hun leven.

De dementerende
- is meestal bedlegerig
- kan zich maar kort op de omgeving richten
- heeft de ogen meestal gesloten
- heeft behoefte aan rust en een omhullende omgeving
- kan oogcontact maken en met een glimlach of teken van afwijzing of verwarring reageren
- spreekt niet meer, fluistert of stoot slechts klanken uit
- reageert op stemgeluid en muziek
- is gevoelig voor koesterende, geruststellende aanraking en liefkozingen
- is erg gevoelig voor lichamelijk ongemak
- kan onverwacht opleven en veel persoonlijker reageren dan je voor mogelijk had gehouden
- is verplegingsbehoeftig

11.1 Schep een omhullende atmosfeer

In deze toestand van verzonkenheid zoekt de patiënt naar geborgenheid die hij in zijn leven en zijn omgeving niet meer heeft kunnen vinden. In een eerder stadium is het gevoel verdwaald te zijn niet weggenomen. De geborgenheid in de beelden van vroeger, van het thuis dat al lang verloren is gegaan heeft hij maar in spaarzame momenten kunnen vinden. Er is ook weinig geestelijke kracht meer, waardoor hij zich steeds meer in zichzelf teruggetrokken heeft. Uiteindelijk isoleert hij zich van de wereld om hem heen en sluit zich af voor alle prikkels die onrust in hem kunnen oproepen.

• Vermijd daarom storende zintuiglijke indrukken. Denk aan geluiden in de ruimte waar iemand ligt, aan gelach, gefluister en gesprekken met collega's. Ga ervan uit dat je in de kamer van de bewoner alleen met hem in contact bent. Ga na of hij last kan hebben van het licht in de ruimte en onderzoek wat hij ziet vanuit zijn positie.

• Zet iets in zijn gezichtsveld waaraan hij rust en steun kan ontlenen: denk aan een kaars met bloemen, een portret van vader of moeder. Kijk hoe hij reageert op rustgevende, gelijkmoedige muziek. Zoek naar muziek die bijvoorbeeld gebruikt wordt bij ontspanningsoefeningen (New Age, Enya). Besef dat in deze dingen gevoelens besloten liggen die iemand kunnen helpen in zichzelf het thuis te vinden dat hem geborgenheid en rust kan geven.

11.2 Blijf betrokken

Deze patiënten vragen om rust en je moet accepteren dat zij zich afsluiten. Let er echter op dat je jezelf niet afsluit omdat je iemand min of meer hebt 'afgeschreven'.

- Zorg dat je de patiënt als mens blijft benaderen, ook als hij haast niet meer aanwezig lijkt. Blijf tegen hem praten. Doe dit koesterend en met begrip. Wees alert op de pijn en het ongemak die de verzorging misschien veroorzaakt.
- Realiseer je dat zich afwisselend perioden voordoen waarin de patiënt meer bij zijn omgeving betrokken is. Op die momenten kan er sprake zijn van veel onrust en paniek. Ga dus regelmatig kijken. Juist op die momenten kan jouw troostende aanwezigheid hem helpen om meer rust te vinden.
- Ga regelmatig bij de patiënt zitten en kijk of je door het vasthouden van een hand contact kunt krijgen. Je kunt ook kalmerend een vertrouwd liedje zingen of koesterend tegen hem spreken. Met een omhelzing of het aanraken van de schouders kun je ook laten merken dat je er bent. Let ondertussen op bevestigende of afwijzende reacties. Niet iedereen stelt deze aanraking op prijs. Zorg ook dat je ook 's nachts op onrustige momenten over de patiënt waakt.
- Besteed aandacht aan alles wat iemand probeert duidelijk te maken. Leg een pen en een notitieblok klaar om deze uitingen vast te leggen. Vraag ook collega's deze ervaringen op te schrijven. Ga ervan uit dat in alles wat de ander doet of gebaart een boodschap kan liggen. Vraag je af wat de ander je misschien duidelijk wil maken. Ook in ogenschijnlijk verwarde klanken of uitingen kan een betekenis schuilen. Wimpel deze uitingen niet weg, maar breng op een begrijpende, geruststellende manier onder woorden wat je beluistert.
- Kijk wat je met een woord of gebaar kunt doen om de patiënt meer gemoedsrust te geven op momenten waarop je merkt dat hij zich onveilig en eenzaam voelt. Streel hem desgewenst over zijn voorhoofd, wangen en schouders.

12 Observatielijsten

De belangrijke aandachtspunten worden hieronder nog eens kort genoemd. Je kunt deze lijst gebruiken bij het oefenen, bij het evalueren van je eigen gedrag in de praktijk en tijdens stages.

Aandachtspunten voor het luisteren naar mensen in een beginnend stadium van dementie

Help je iemand zijn zelfrespect te bewaren?

1 Heb je onbevooroordeeld kunnen luisteren?
2 Ben je open geweest over de reden van je belangstelling?
3 Heb je de omgangsvormen en beleefdheidsregels in acht genomen die bij het contact met een oudere passen?
4 Heb je gedrag vermeden dat als betuttelend of kleinerend ervaren kan worden?
5 Heb je ook over jezelf verteld en iets van je persoonlijk leven laten zien?

Richt je je op iemands sterke kanten?

6 Heb je de nadruk gelegd op wat goed gaat in het wel en wee van het dagelijks leven?
7 Heb je iemand tactvol geholpen om gebreken niet al te schrijnend naar voren te laten komen?
8 Heb je gespreksonderwerpen ingebracht waar iemand goed mee uit de voeten kan?
9 Heb je zo min mogelijk een beroep gedaan op het geheugen van recente gebeurtenissen?
10 Heb je niet te veel vragen gesteld?
11 Ben je niet diep ingegaan op gevoelens?

Help je iemand zich te concentreren?

12 Gebruikte je eenvoudige woorden en korte zinnen?
13 Maakte je het gesprek niet te lang of te ingewikkeld?
14 Hield je zelf een lijn in het gesprek?
15 Heb je de omgeving vrijgehouden van emotioneel geladen prikkels?

Help je iemand greep op het dagelijks leven te behouden?
16 Gebruikte je hulpmiddelen voor de oriëntatie in tijd en plaats?
17 Heb je onopvallend handelingen ondersteund?
18 Heb je iemand geholpen zijn eigen eigen identiteit te bewaren? Denk aan kleding, smaak, persoonlijke bezittingen, foto's.

Aandachtspunten voor het luisteren naar ouderen in een gevorderd stadium van dementie

Schep je een rustige sfeer?
1 Ben je uitgegaan van een rustige, vriendelijke en feitelijke benadering?
2 Ben je niet eisend geweest?
3 Heb je gebruik gemaakt van aanraking?
4 Heb je je stem op een rustgevende manier gebruikt en ondersteunde je er je handelingen en gedrag mee?

Gebruik je eenvoudige taal om je handelingen te ondersteunen?
5 Heb je eenvoudige vragen gesteld die met ja of nee te beantwoorden zijn?
6 Heb je eenvoudige korte zinnen gebruikt?
7 Heb je vragen gesteld waar de oudere zich in kon herkennen en die hij met ja kon beantwoorden?

Stem je taken af op de mogelijkheden van de oudere?
8 Heb je je ingesteld op vaardigheden die de oudere beheerst?
9 Heb je de taken opgedeeld in eenvoudige stappen?
10 Heb je complimenten gegeven?

Luister je op een actieve manier?
11 Heb je je zelf verplaatst in de tijd waarin de bewoner zich op dat moment voelt?
12 Heb je je bij gespreksonderwerpen gericht op iemands levensverhaal?
13 Heb je niet zozeer naar feiten gevraagd, maar ben je gericht geweest op de gevoelswereld van de oudere?
14 Ben je geen welles-nietes-discussie aangegaan?

Maak je op een creatieve manier gebruik van afleiding en rustpauzes op momenten van verzet of afwijzing?

15 Heb je het goede moment gekozen?
16 Heb je de ander zoveel mogelijk zijn eigen spoor laten volgen?
17 Heb je de initiatieven van de ander gestimuleerd en deze verweven met de handelingen die je in de zorg nodig vond?

Aandachtspunten voor het luisteren naar ouderen in het eindstadium van dementie

Ben je alert op pijn en ongemak?

1 Heb je de patiënt geobserveerd en gereageerd op signalen van pijn en irritatie?
2 Welke mogelijkheden tot verlichting heb je gebruikt?

Heb je een omhullende atmosfeer geschapen?

3 Heb je storende zintuiglijke indrukken verwijderd?
4 Heb je gesprekken over de patiënt in zijn nabijheid vermeden?
5 Heb je gezorgd voor rust?
6 Heb je gezorgd voor betekenisvolle zintuiglijke rustpunten zoals muziek, bloemen, een lichtje, een portret?
7 Heb je de patiënt koesterend aangeraakt?

Ben je nog betrokken bij de patiënt?

8 Kun je accepteren dat hij zich afsluit?
9 Is in jouw beleving de ander nog aanwezig? Gedraag je je daar ook naar?
10 Sta je open voor wat de ander je duidelijk wil maken?
11 Ga je regelmatig bij hem kijken?
12 Waak je over de patiënt: loop je regelmatig binnen en ga je dan even zitten, zoek je dan lichamelijk contact?
13 Ben je ook 's nachts waakzaam?

13 Oefentaak

De volgende oefening kun je gebruiken om alles wat je bestudeerd hebt in praktijk te brengen.

13.1 Instructie voor de oefening

Onderwerp. Luisteren naar een bewoner tijdens de dagelijkse zorg.
Situatie. Je werkt op een afdeling van een psychogeriatrisch verpleeghuis. Zojuist heb je mevrouw Van der Lek geholpen bij het opstaan en het wassen en aankleden. Je werd even weggeroepen en nu je weer bij haar terugkomt zie je dat zij weer in bed is gekropen. Ze heeft haar nachtjapon zo goed en zo kwaad als dat ging over haar jurk gedrapeerd. De dekens heeft ze over zich heen getrokken.

Je komt haar uitnodigen voor het ontbijt. Zorg dat de omgeving zoveel mogelijk lijkt op die van een kamer in het tehuis: bed, stoelen, een tafel. Maak wat verderop in de ruimte een eethoek waar mevrouw kan gaan zitten om haar ontbijt te gebruiken.

13.2 Instructie voor de bewoner

Als je de rol van bewoner gaat uitbeelden, doe dat dan zo levensecht mogelijk en maak gebruik van wat in de beschrijving over mevrouw Van der Lek naar voren komt. Geef jezelf even de tijd om je in te leven voordat de oefening begint. Het is leerzaam om de rol van de bewoner eens van binnenuit te ervaren, al is het maar door te doen alsof. Het is niet erg als je af en toe even uit je rol valt; neem dan de draad weer op en maak de oefening gewoon af. Vraag degenen met wie je oefent eventueel extra instructies zodat je mevrouw Van der Lek levensecht kunt uitbeelden. Maak zoveel mogelijk gebruik van wat je over het functioneren van dementerende ouderen gelezen hebt.

Een beschrijving van de bewoonster en haar achtergrond
Mevrouw Van der Lek is 84 jaar en nu alweer drie jaar op deze afdeling. Ze voelt zich als een kat in een vreemd pakhuis en dat zegt ze ook te pas en te onpas ('Dat doe je nog geen hond aan!'). Vooral bij het opstaan kan ze erg slecht oriënteren. Ze leeft sterk in het verleden. Bij haar thuis hadden ze vroeger naast de boerderij een hondenkennel. Ze houdt veel van honden. Elke morgen vertelt ze dat ze die nog eten moet geven. Ze is dan

heel onrustig en praat onophoudelijk over 'die zielige hondjes'. Als je in die beleving meegaat komt ze tot rust.

Haar man is overleden toen ze 70 was. Ze heeft heel lang alleen op de boerderij gewoond, tot het volgens haar zoon niet meer ging. Die boerderij was haar ouderlijk huis. Ze is al jong ingetrouwd. Haar man nam uiteindelijk het bedrijf over. De herinnering aan haar man en zoon zijn vervaagd. Wel leeft ze nog helemaal in de sfeer van toen ze kind was op de boerderij, toen haar ouders nog leefden. Ze werkte veel in de kennel, gaf de honden altijd eten en hielp met verzorgen.

Van haar zoon heeft ze ooit een pluche hond gekregen. Die heeft ze altijd bij zich. Ze praat vaak tegen hem, noemt hem Kloris of Boris. Hij ligt 's nachts bij haar in bed. Niemand mag hem aanraken, want ze is bang dat ze hem zullen afnemen. Dat is ook eens werkelijk gebeurd met Boris, een golden retriever die weg moest van haar vader omdat hij onzindelijk werd. Dat heeft haar veel verdriet gedaan toen en ze heeft het haar vader nooit kunnen vergeven. Als Boris soms zoek is, is ze boos en verdrietig. Ze roept dan 'Ogottegot, nu gaat ie dood.' Ze klapt dan ritmisch in haar handen en het lijkt op zingen. Het kan haar niet schelen hoe ze eruit ziet als ze Boris maar vastheeft. Dat maakt het verzorgen door de "zusjes" soms erg moeizaam.

Vanmorgen dacht ze dat het avondbedtijd was. De zuster had haar geholpen met aankleden, maar ze moest even weg en toen dacht ze: 'Dan zal ik maar weer zoet naar bed gaan!' Dat doet ze echter nooit zonder nachthemd. Ze trok hem aan over haar kleren. En dan komt 'het zusje' binnen. Ze is haar oudere zuster, die haar helpt omdat zij de jongste is.

13.3 Instructie voor de verpleegkundige

Je kent mevrouw Van der Lek wel zo'n beetje. Ze vindt het fijn als je haar Trudie noemt; dan zie je herkenning op haar gezicht. Ze reageert vooral op jouw stem. Ze kan niet zo heel goed meer horen. Je had haar net geholpen met wassen, verschonen en kleden, maar toen werd je even weggeroepen. Meestal laat je haar niet wachten, maar je moest even een steunkous zoeken. Uiteindelijk werd die door een collega achter de wc-pot op de gang gevonden. Nu kom je weer de kamer binnen en zie je dat mevrouw met nachtjapon en al weer onder de dekens is gekropen. Je nodigt haar uit voor het ontbijt en begeleidt haar naar haar stoel.

Zet deze situatie in scène. Als verpleegkundige vraag je je eerst af wat de persoonsbeschrijving van mevrouw je zegt over het stadium van dementeren waarin ze verkeert. Maak zo goed mogelijk gebruik van de aandachtspunten die in het contact in dit stadium belangrijk zijn.

Maak zelf een inschatting hoe lang het contact met mevrouw zou kunnen duren. Neem het gesprek op.

13.4 Nabespreking

Gebruik bij de nabespreking de aandachtspunten die bij deze oefening belangrijk zijn. Zie daarvoor de observatielijst.

1 De verpleegkundige en de bewoner vertellen na de oefening hoe zij het vonden om dit gesprek te voeren. Doe dit kort. Blaas even stoom af.
2 Beluister samen met je groepsgenoten de geluidsopname. Schrijf ondertussen, aan de hand van de aandachtspunten, commentaar op, zowel positieve als negatieve kritiek.
3 De verpleegkundige vertelt eerst wat ze van haar benadering vindt. Ze begint met positieve kritiek.
4 Dan geeft de patiënt positieve kritiek en later ook adviezen en algemene opmerkingen.
5 De groepsgenoten doen dit ook. Ze geven aanvullende kritiek.
6 Wissel van rol. Maak wat variatie in het gedrag en de belevingswereld van deze patiënte en oefen verder.

14 Acute verwardheid

Ze kan het zich niet meer herinneren.
Ik zie haar staan midden in de huiskamer met haar bloemetjesnachtjapon onder de havermout die al is ingedroogd. In de kamer ruikt het naar urine en ook daar is haar nachtgoed mee doordrenkt. Het is mijn moeder, maar ik herken haar niet. Ze kijkt me vreemd en onderzoekend aan. Ze frommelt nerveus aan haar nachthemd. Zo staat ze daar radeloos, in een kamer waar zojuist een tornado doorheen geraasd lijkt te zijn. 'Wie ben je?' vraagt ze met een rauwe stem die ik niet van haar gewend ben. Ik snap het niet. 'Ik ben Johan, moeder...' en ik vraag wat er met haar aan de hand is. Ze zegt dat ze haar willen vergiftigen en dat ze iets in de pap hebben gedaan. 'Maar wie zou dat dan willen?' probeer ik er heel verstandig uit te brengen. 'Ze hebben vader ook vergiftigd... ik wil hier weg.' Ze kan niet uitleggen wat er gebeurd is en ze wil dat ook niet, want ik begrijp haar toch niet...

Ze woont al twaalf jaar alleen, mijn moeder. Na het overlijden van mijn vader ging ze onverschrokken door. Een eenzaam leven, want de deur uitgaan was er niet meer bij. Ze is somber geworden, maar probeert er toch het beste van te maken. Zoals dat weekend, toen ik haar onverwacht zo ontredderd aantrof heb ik haar niet eerder gezien.

Ik mag niet meer weggaan van haar, zelfs niet even in de keuken om koffie te zetten. Die twee dagen zijn een verschrikking. Ze roept me voortdurend. De eerste nacht kon ik niet anders dan bij haar gaan liggen om haar rustig te krijgen. Als ik haar hand vasthoud slaapt ze wat. Tegen de morgen klaagt ze over pijn en schreeuwt het soms uit.

De volgende dag komt de dokter en wordt er veel duidelijk. Mijn moeder heeft een ontstoken galblaas. Ze heeft te weinig gedronken en haar suikertabletten, die ze altijd in een doosje op tafel heeft staan, vinden we een week later in grote getale in de vuilnisbak. Na de operatie is ze weer snel de oude. Maar herinneren kan ze het zich niet.

Binnen enkele uren is de moeder uit dit fragment volkomen in de war geraakt. Psychiaters noemen deze toestand een *delier.*

Ook hier gaat het om een ontregeling van de cognitieve functies die de bejaarde, afhankelijk van de oorzaak, tijdelijk in een ontredderde toestand brengt. In zo'n toestand heeft hij problemen met de concentratie en het richten en vasthouden van zijn aandacht. Het bewustzijn is minder helder en er is sprake van geheugen- en waarnemingsstoornissen. De patiënt herkent vaak anderen niet, is het tijdsbesef kwijt en weet niet waar hij is. Hij waant zich vaak op een andere plaats, kan zijn naam niet noemen en de dag en maand aangeven.

Patiënten kunnen in zo'n toestand vanzelfsprekend erg bang zijn. Vaak hebben ze vluchtige waanideeën, zoals de overtuiging vergiftigd te worden, gevangen te zijn genomen of ontvoerd te zijn. Ze kunnen dan ook woedend reageren en onrustig zijn. Visuele hallucinaties komen ook voor.

Een belangrijke aanwijzing dat iemand in een toestand van delier verkeert, is het sterk fluctueren van de symptomen. Het is belangrijk na te gaan of er sprake kan zijn van dementie of het begin hiervan. We hebben al eerder benadrukt dat de symptomen van een delier erg kunnen lijken op die van dementie.

Aan een delier ligt vaak een lichamelijke ontregeling ten grondslag, zoals een ziekte, vergiftiging (bijvoorbeeld door medicijnen), uitdroging of een niet te achterhalen lichamelijke oorzaak. Vaak gaat het, zeker bij ouderen, om een combinatie van oorzaken. Een plotselinge verandering van omgeving (bijvoorbeeld een ziekenhuisopname), het verstoken zijn van een herkenbare vertrouwde omgeving en langdurig isolement kunnen ook bijdragen aan het ontstaan van de ontregeling. Dertig procent van de ouderen in algemene ziekenhuizen blijkt gedurende de opname zo'n toestand te kunnen doormaken. Ook bij behandelingen waarbij levensgevaar, gebrekkige communicatie en een overmaat aan technische zorg een rol spelen – denk daarbij met name aan het verblijf op een intensivecare-afdeling – raken patiënten niet zelden in een toestand van verwardheid. De desoriëntatie wordt daarbij aangewakkerd door het ontbreken van herkenbare punten in de ruimte, de tijd en aan zichzelf: patiënten worden vaak liggend de ruimte ingebracht, zijn bewusteloos, hebben geen uitzicht naar buiten, worden beademd en kunnen zich daardoor niet uiten en krijgen vaak medicijnen die het bewustzijn benevelen. Het is in deze situaties erg belangrijk aandacht te besteden aan de fysieke omgeving en aan hulpmiddelen voor de communicatie.

14.1 Omgaan met verwardheid bij ouderen in het ziekenhuis

De handen van mijn vader, die ik zo goed ken van de vliegtuigjes die hij zorgvuldig voor me vouwde, liggen machteloos op de dekens. 'Hij was erg opstandig,' vertelde de broeder me op de gang, 'maar hij wil daarover niet meer met mij praten. Hij is erg in de war. Vanmorgen heeft hij de bloemen van het nachtkastje door de kamer gegooid. Hij denkt dat er een proces tegen hem is aangespannen en hij wil een advocaat spreken. Hij heeft ook iets gezegd over voorlopige hechtenis en dat hij terug naar Tilburg wil om de stukken in te zien. Misschien kunt u eens met hem praten.'

Mijn vader kijkt met boze ogen als ik wat bedremmeld de kamer binnenkom. Hij kijkt me dwingend aan en knikt heftig met zijn hoofd naar de deur. Die moet duidelijk dicht. Hij wenkt me met zijn hoofd om dichterbij te komen. 'Je moet me hier uit halen,' fluistert hij in mijn oor en ik hoor me zeggen: 'Het komt wel goed, vader,' en als hij heftig nee schudt, voel ik me voor het eerst een echte verrader.

Bijna een derde van het aantal ouderen die voor onderzoek of een ingreep in een algemeen ziekenhuis worden opgenomen, krijgt last van verschijnselen van acute verwardheid. Veel ouderen worden in de wereld van het ziekenhuis niet goed begrepen en te veel bekeken vanuit onjuiste opvattingen over wat het is om oud of bejaard te zijn. 'Oud' en 'ziek', 'gebrekkig' en 'dement' worden vaak in één adem genoemd. Dit kan aanleiding zijn tot veel misverstanden. De gekleurde manier van kijken kan een groot obstakel zijn voor een open en belangstellende communicatie met ouderen in het ziekenhuis. Veel verzet, onophoudelijk vragen om aandacht en 'lastig gedrag' zijn daar vaak het gevolg van.

Het onbegrip in de omgeving van de oudere kan een toestand van acute verwardheid enorm aanwakkeren. Vaak ontstaat er een negatieve spiraal omdat de betrokkene zich steeds minder serieus genomen voelt. Dit kan de motor worden achter veel achterdocht en agressie.

We zullen hier puntsgewijs wat belangrijke aanbevelingen geven. Veel daarvan is ontleend aan de aandachtspunten die we uitvoeriger hebben beschreven bij het luisteren naar mensen in het stadium van beginnende dementie. We wijzen erop dat deze aanbevelingen ook van belang zijn bij het omgaan met andere leeftijdsgroepen. Denk daarbij aan patiënten die verward kunnen raken omdat ze verpleegd worden naar aanleiding van ernstig lichamelijk letsel of vanwege een kritieke gezondheidstoestand. Op afdelingen voor cardiologie en intensive care kan verwardheid een gevolg zijn van een samenspel van factoren: de lichamelijke conditie, de beangstigende realiteit en het ontbreken van mogelijkheden om zich te oriënteren. Ook bij jongeren kan dit aanleiding zijn voor het ontstaan van een toestand van verwardheid.

Zorg dat de patiënt weet wat er met hem aan de hand is

Door stoornissen in het bewustzijn en de aandacht kan de patiënt in een toestand van acute verwarring moeilijk vasthouden wat hem overkomt; dat roept vaak veel angst op. Deze angst kan verminderd worden door korte, concrete uitleg over de plaats waar de patient zich bevindt en wat men voor hem aan het doen is.

• Geef deze informatie in enkele zinnen en gebruik geruststellende bewoordingen.
• Schrijf het in leesbaar handschrift op een vel papier en leg dit binnen handbereik of geef het in de hand. Begin de uitleg met het noemen van de naam van de patiënt en zet je eigen naam en functie eronder.
• Als er nieuwe dingen gaan gebeuren doe je dit ook.

Zorg voor een optimale communicatie
• Ga na wat de communicatie zou kunnen belemmeren. Is de patiënt misschien doof of slechthorend? Ziet hij wel goed? Gehoorapparaten en brillen blijven vaak thuis achter of verdwijnen ergens in een nachtkastje. Ook in een ziekenhuis kan iemand niet zonder deze hulpmiddelen! Zorg dat er batterijen en brillendoekjes zijn.
• Soms kan een patiënt niet spreken omdat hij bijvoorbeeld beademd wordt of een behandeling heeft ondergaan die dit onmogelijk maakt. Zorg er dan voor dat hij kan schrijven: leg een A4-formaat schrijfblok klaar met een forse pen. Iemand kan liggend in bed, ook zonder te kijken, vaak heel leesbaar schrijven. Als de patiënt niet kan horen schrijf je zelf ook.
• Wees erop bedacht dat iemand niet kan lezen en schrijven; dat is vaker het geval dan je denkt. De communicatie wordt dan wel veel moeilijker. Bij mensen die zich niet kunnen uiten kun je een eenzijdige geruststellende uitleg geven. Vermijd vaktaal en sluit aan bij het kennisniveau van de patiënt.
• Stel het gebruik van pen en papier niet uit tot het moment dat je elkaar echt niet meer begrijpt. Dan heb je al flink wat extra spanning bij de patiënt veroorzaakt.
• Nodig bezoekers en collega's uit contact met de patiënt te zoeken. Maak hen wegwijs hoe ze met de patiënt kunnen communiceren.

Ga uitvoerig in op vragen die gevoed worden door angst
Een patiënt kan in zijn verwarring het idee hebben dat hij ontvoerd is of gevangengenomen, voor het gerecht wordt gedaagd of in een verpleeghuis zal worden gestopt. Het komt vaak voor dat mensen denken dat ze in een andere stad, in een ander ziekenhuis en op een andere afdeling worden verpleegd.
• Het is nodig de juiste informatie zo feitelijk mogelijk te geven zonder te betuttelen, te vergoelijken of in discussie te gaan. Geef aan dat er vaker patiënten zijn die in het ziekenhuis niet goed weten waar ze zijn.
• Moedig minder mondige patiënten aan vragen te blijven stellen. Veel oudere mensen stellen zich vaak nodeloos ondergeschikt op.
• Let op tekenen van angst en herhaal geruststellende informatie.

Ga na welke prikkels de waanideeën en vertekeningen van de werkelijkheid aanwakkeren

Zowel geluiden als visuele indrukken rond de patiënt kunnen aanleiding zijn voor allerlei misvattingen over de werkelijkheid.

- Vraag na hoe het komt dat de patiënt bepaalde dingen denkt en ziet en wat hem beangstigt. Luister met belangstelling en laat hem helemaal uitspreken voordat je vriendelijk uitlegt hoe het ook anders gezien kan worden. Help wat de patiënt vertelt samen met hem op een rijtje te zetten.
- Geef ook aan waar apparatuur voor dient en welke apparaten voor de patiënt gebruikt worden. Geef de patiënt zoveel mogelijk inzicht in de bedoeling van apparaten. Vertel iets over de geluiden die deze apparaten kunnen maken. Misschien moet je dit vaker doen en ook regelmatig vertellen wie je bent en waar de dingen die je doet toe dienen.
- Nodig de patiënt uit zelf de dingen die hem in verwarring brengen te controleren.
- Verwijder zoveel mogelijk storende invloeden die voor de verzorging overbodig zijn.
- Zorg ervoor dat iemand die bijkomt uit een narcose, met uitleg gerustgesteld kan worden.

Vermijd situaties die achterdocht kunnen versterken

- Vermijd gelach en gefluister in de nabijheid van de patiënt. Praat niet over het hoofd van de patiënt heen (bijvoorbeeld bij een artsenvisite).
- Maak anderen wegwijs in de communicatie met de patiënt. Moedig hen aan tot direct contact.
- Voorzie de handelingen die je tijdens de zorg moet verrichten van commentaar en uitleg. Onderhoud zo het contact op die momenten en voorkom dat de patiënt aan je bedoelingen gaat twijfelen.
- Betrek de patiënt bij veranderingen in de verzorging en de behandeling. Betrek hem bij alle besluiten die hem aangaan. Luister actief naar zijn mening daarover en moedig hem aan om vragen te stellen.

Versterk het zelfrespect van de patiënt

- Nodig hem uit een keuze te maken, door bijvoorbeeld nadrukkelijk rekening te houden met zijn wensen in de dagelijkse verzorging. Leg hem niet meer dan twee alternatieven per keer voor. Ook bescheiden keuzemogelijkheden versterken het gevoel van zelfcontrole.
- Betuttel niet en doe niet meewarig. Als je met de patiënt begaan bent kun je beter oprecht je zorgen uitspreken en vragen hoe je hem kunt helpen zich beter te voelen.

• Spreek je waardering uit voor de inzet van de patiënt en richt zijn aandacht op dingen die hij zelf nog niet als een verdienste kan zien.
• Toon in je omgangsvorm het respect dat in de benadering van ouderen gepast is. Toon belangstelling voor de dingen die in het leven van de patiënt belangrijk zijn: de kinderen, de echtgenoot, de kleinkinderen, het werk of de hobby's.
• Praat ook over jezelf en laat zien dat je zijn belangstelling waardeert.

Zorg dat de patiënt zich beter kan concentreren
Als iemand passief aan bed gekluisterd is zal hij erg vatbaar zijn voor indrukken die zijn verwarring blijven voeden.
• Zorg dat de patiënt zich kan concentreren op vertrouwde prikkels. Denk aan favoriete muziek van thuis die bijvoorbeeld op een walkman beluisterd kan worden. Verder kun je denken aan het in het zicht plaatsen van foto's of mooie plaatjes. Het vertrouwde van deze indrukken kan een tegenwicht vormen voor de beangstigende kanten van de verzorging en behandeling. Een televisie is doorgaans een te grote bron van onrust.

Help de patiënt zich beter te oriënteren
• Denk aan een goed zichtbare klok en een kalender met dag- en maandaanduiding.
• Zorg dat er gedurende de dag aaneengesloten perioden van rust zijn. Het besef van dag en nacht kan versterkt worden door de verlichting in de ruimte tegen de avond te dimmen.
• Zorg dat mensen hun persoonlijke bezittingen binnen bereik hebben: agenda, horloge, portefeuille, tasje, zakdoek, spiegeltje, make-up spullen, spelden enz. Een familiefoto in het gezichtsveld op het nachtkastje kan het gevoel van identiteit ondersteunen. Noem de patiënt regelmatig en nadrukkelijk bij zijn naam.
• Vertel hem het verloop van onderzoeken, ingrepen en behandelingen en noem met name tijdstippen en plaatsen die hem helpen om de gaten in zijn bewustzijn te dichten.
• Houd de patiënt ook op de hoogte van het leven om hem heen, het weer, het nieuws en de gebeurtenissen van alledag.
• Schuif het bed dichter bij het raam, zodat hij zich ook op de wereld buiten kan richten.

Zorg voor een vast gezicht in de verzorging
Steeds maar weer onbekende nieuwe gezichten aan het bed werken de verwarring in de hand.
• Zorg dus voor continuïteit in het contact.
• Introduceer nieuwe collega's, artsen, familieleden en bezoekers. Noem ze bij hun naam en vertel wat ze komen doen.

Oefening

Mevrouw Jansen wordt door haar buurman naar de EHBO*-post van het ziekenhuis gebracht.* Door *de gladheid is ze op straat gevallen en heeft ze haar pols op twee plaatsen gebroken.* Een *voorbijganger heeft zich over haar ontfermd.*
Als ze ter observatie op de afdeling wordt gebracht omdat men haar niet onmiddellijk naar huis durft te laten gaan, maakt mevrouw Jansen een verwarde indruk. Ze is 86 *en woont alleen op een flatje.* Haar *man is tien jaar geleden overleden. Mevrouw ligt op een eenpersoons kamer.* Haar *bed staat zo dat links van haar de deur gelegen is en rechts van haar het raam. In de vensterbank van het raam staan bossen bloemen.* Het *hoofdeinde van het bed staat in een lage stand, omdat ze anders te weinig rust neemt.* De *bedhekken staan altijd in de hoogste stand.* De *deur staat meestal open.* Haar *kamer grenst aan de spoelkeuken waar veel in gewerkt wordt.* De *persoonlijke bezittingen van mevrouw liggen in het laatje van haar nachtkastje.*
Mevrouw Jansen wil niet in bed blijven liggen en doet halsbrekende toeren om eruit te komen. Ze roept herhaaldelijk om haar man en kijkt angstig.

- Welke aanvullende informatie zou je over deze patiënte willen hebben om haar gedrag beter te kunnen inschatten?
- Wat zou je allemaal kunnen doen om haar verwarring te verminderen? Maak daar een beschrijving van.

Literatuur

Buijssen H.P.J. Zo gaan we om met demente ouderen. *Denkbeeld, tijdschrift voor psychogeriatrie,* 20 e.v., nov. 1989.

Buijssen H.P.J., Razenberg T.P.A. *Dementie, een praktische handreiking voor de omgang met dementerenden*; 3e dr. Meppel: Boom, 1991.

Heerkens P. *Tranen achter glas: leven en werken in een verpleegtehuis*. Almere: Versluys, 1989.

Rhebergen W. *Op weg terug*. Deventer: Van Loghum Slaterus, 1983. Cahiers Ouderdom en levensloop 16.

Made in the USA
Coppell, TX
16 November 2025

63278377R00068